Elke Brandmayer
Dr. med. Bodo Köhler

Licht schenkt Leben

Elke Brandmayer
Dr. med. Bodo Köhler

Licht schenkt Leben

Lebensenergie und Gesundheit durch richtiges Licht

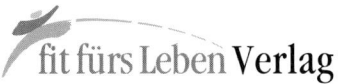
fit fürs Leben Verlag

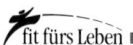

Die Studien und Erkenntnisse über die Anwendungen
in diesem Buch wurden sorgfältig recherchiert und nach
bestem Wissen und Gewissen wiedergegeben.
Alle Informationen ersetzen aber in keinem Fall ärztlichen
Rat und ärztliche Hilfe. Bei erkennbaren Krankheiten ist in
jedem Fall ein Arzt aufzusuchen. Der Verlag und die Autoren
übernehmen keinerlei Haftung für Schäden, die sich
durch Anwendung der dargestellten Behandlungsmethoden
oder Rezepturen ergeben und übernehmen auch keinerlei
Verantwortung für medizinische Forderungen.

Elke Brandmayer und Dr. med. Bodo Köhler
Licht schenkt Leben
Lebensenergie und Gesundheit durch richtiges Licht

1. Auflage 1997
Copyright by Fit fürs Leben-Verlag,
in der Waldthausen GmbH & Co. KG
27718 Ritterhude

Titel: Peter Jaruschewski
Gestaltung: Peter Jaruschewski
Lektorat: Britta Kurtz
Druck: Druckservice Rotenburg

Dieses Buch wurde auf chlorfrei gebleichtem
Papier gedruckt

ISBN 3-89526-011-8
Printed in Germany

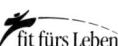
Inhaltsverzeichnis

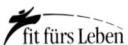

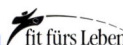

Geleitwort

von *Dr. med. Bodo Köhler*

Verfolgt man die Zeitgeschichte rückwärts, dann fällt auf, daß immer wieder große Seuchen oder sonstige Epidemien große Teile der Bevölkerung hinweggerafft haben. Es gab dann jedoch immer im rechten Moment Hilfen durch die Entwicklung neuer Behandlungsmöglichkeiten.

So hat jede Zeit ihre Höhen, aber auch ihre Tiefen erlebt. Auch unsere Zeit hat ihre Höhen. Der Fortschritt ist gewaltig und hat viel Segen gestiftet. Jedoch sind auch die Tiefen nicht zu übersehen. Manche behaupten, daß einiges sogar schlimmer ist als früher.

Zumindest aus medizinischer Sicht kann der Optimismus nicht allzu groß sein. Die Anstrengungen, die in die Forschung gesteckt wurden, waren bisher enorm: Gemessen daran wurde eine Maus geboren. Zeigen sich doch heute Krankheiten (u.a. AIDS), gegen die immer noch kein Kraut gewachsen ist. Wir haben es heute mit einer Unzahl (über 12 Millionen) an Umweltgiften zu tun, die früher völlig unbekannt waren und möglicherweise Mitverursacher der ständigen Zunahme chronischer Krankheiten sind. Es hat sich die Zahl der Kranken so stark erhöht, daß daran unser Gesundheitssystem scheitern kann. Doch trotz allem muß man nicht pessimistisch in die Zukunft schauen. Es gibt weltweit Bestrebungen, um neue medizinische Wege zu gehen.

Die Anzahl der Umweltgifte hat dramatisch zugenommen

Das ist tatsächlich die Voraussetzung für echte Lösungsmöglichkeiten. Das materialistische Denksystem führt uns eher noch tiefer in die Krise hinein. Der Quantenphysik haben wir viele neue Erkenntnisse zu verdanken, unter anderem jene, daß sich Materie sowohl als Teilchen als auch als Welle begreifen läßt, nur mit dem Unterschied, daß die energetischen Prozesse den materiellen übergeordnet sind, daß Materie durch energetische Frequenzmuster gesteuert und geformt wird und daß eine Naturkonstante das Verhältnis der Ener-

7

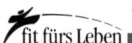
giequanten zu den Masseteilchen mit 1 Milliarde zu 1 festlegt. Der Physiker *Prof. Carlo Rubbia,* heute Chef vom CERN[1] in Genf, erhielt 1984 den Nobelpreis für diese Forschungsergebnisse.

Eigentlich ist es unverständlich, daß die Wissenschaftler heute immer noch krampfhaft an der Materie festhalten, die nur den einmilliardsten Teil der Wirklichkeit ausmacht, statt sich dem übergeordneten Prinzip, der Energie, zuzuwenden. Aber offenbar liegt es daran, daß sich neue Erkenntnisse laut *Max Planck* immer nur alle 50 Jahre durchsetzen, wenn die alte Generation von Wissenschaftlern abgetreten ist. Die Menschen können aber nicht solange warten, insbesondere die Kranken nicht. Deshalb ist es kein Wunder, daß immer mehr Eigeninitiativen eine Veränderung ansteuern über neue Denkmuster und zum Teil völlig neue Wege in der Medizin. Immer noch werden diese Pioniere angefeindet und verlacht.

Die energetischen Prozesse sind den materiellen übergeordnet

Die Beobachtung der Natur, das ganzheitliche (rechtshirnige) Denken setzt sich mehr und mehr durch. Die Erfahrung gewinnt immer mehr an Bedeutung vor der reinen Analyse. Hier kann man die Entwicklung biologischer Lichtsysteme einordnen, die der Natur abgeschaut sind mit dem Hintergrund, daß die natürliche Umgebung unser Lebensspender ist. Es bleibt nun zu hoffen, daß sich das Bewußtsein der Menschen so ändern kann, daß diese neuen Erkenntnisse angenommen und praktisch umgesetzt werden können, zum Segen aller.

Dieses Buch ist deshalb eine gute Möglichkeit, das Verständnis für diese natürlichen energetischen Lebensprozesse zu wecken.

---

[1] *»Organisation pour la recherche nucléaire« (Atomforschungszentrum)*

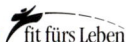
Einleitung

Eine der wesentlichen Errungenschaften moderner Technik ist der elektrische Strom und damit verbunden die künstliche Beleuchtung, die uns von natürlichen Tages- und Jahreszeiten-Rhythmen unabhängig macht. Daß Kunstlicht aber nicht nur als Segen für die Menschheit betrachtet werden kann, sondern daß es auch sehr gefährliche Kehrseiten hat, beginnt man erst seit kurzem zu begreifen. Aktuelle wissenschaftliche Untersuchungen beweisen viele bisher unerkannte Zusammenhänge zwischen Licht und Gesundheit.

Licht ist der Motor des Lebens

Dieses Buch dokumentiert die Einflüsse, die Kunstlicht auf die inneren Steuerungsvorgänge des Menschen hat. Licht ist der Motor des Lebens. So, wie wir gelernt haben, auf Ernährung und Bewegung zu achten, sollten wir wissen, welche Bedeutung der Faktor Licht für unsere Gesundheit hat. Uns geht es in diesem Buch darum, Bewußtsein für die schädlichen Auswirkungen des Kunstlichtes zu schaffen und aufzuzeigen, daß es Alternativen gibt, die uns die Möglichkeit geben, physische und psychische Gesundheit aufrechtzuerhalten beziehungsweise wiederherzustellen. Die Bedeutung des Lichtes war den Menschen wohl immer bekannt, aber heute mehr denn je ist Licht das Heilmittel, das in Schulmedizin, Naturheilkunde und Ganzheitsmedizin gleichermaßen seine Bedeutung hat. Die Wiederentdeckung des Sonnenlichtes für die Gesundheit bedeutet einen epochemachenden Schritt in der Geschichte der Humanmedizin.

Licht ist eines der aufregendsten Themen unserer Zeit. Bei den Vorarbeiten zu diesem Buch fanden wir viele Veröffentlichungen über die Zusammenhänge von Licht und Leben, viele richteten sich jedoch an Spezialisten, Mediziner oder Physiker, waren teilweise für Nichtfachleute schwer verständlich, andere beschäftigen sich aus einem vorwiegend esoterischen Blickwinkel mit dem Licht. Dieses Buch erklärt auf eine einfache und verständliche Weise die Zusammenhänge zwischen

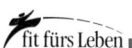
Gesundheitsförder-
liches Licht entspricht
den energetischen
Informationen des
Sonnenlichts

den vielen Wirkungsbereichen des Lichtes und biologischen Organfunktionen, Gesundheit und Wohl befinden. Die erste Voraussetzung für Gesundheit ist Ordnung im Zellsystem. Diese Ordnung wird von der Energie der Sonne übertragen und gesteuert. Wenn unsere moderne, zivilisierte Lebensweise bedingt, daß wir zu wenig Sonnenenergie bekommen, weil wir uns mehr in geschlossenen Räumen aufhalten als im Freien, müssen wir einen Weg finden, gesundheitsförderliches Licht in unsere Wohnungen und an unsere Arbeitsplätze zu holen. Richtiges Licht bedeutet nicht unser gewohntes Kunstlicht, sondern eines, das den energetischen Informationen des Sonnenlichtes entspricht. Dieses Licht gibt es inzwischen, und es hat seine Wirkung in wissenschaftlichen Versuchen und in der praktischen Anwendung bewiesen. Es läßt sich nicht nur zur stundenweisen Therapie einsetzen, sondern ist ebenso zur normalen Raumbeleuchtung geeignet. Außerdem ist es die einfachste Form der gesundheitlichen Vorsorge, die man sich vorstellen kann. Man muß keine besonderen Regeln einhalten, keine Vorschriften beachten, keine Übungen durchführen - solange es eingeschaltet ist, spendet es dem Körper nicht nur Vitalität und Wohlbehagen, sondern vor allem die geordneten Informationen, die er braucht, um gesund zu sein.

Fehlen - wie bei herkömmlichem Kunstlicht - die richtigen Lichtinformationen, entsteht »Unordnung« im Zellsystem, die Vitalität läßt nach, der Körper wird krank. Richtiges Licht ist noch vor gesunder Nahrung und ausreichender Bewegung die Voraussetzung für Gesundheit und Leistungsfähigkeit. Würden wir Wohnungen und Arbeitsplätze, Nutztierställe und Treibhäuser statt mit herkömmlichem Kunstlicht, Glühbirnen und Leuchtstoffröhren, mit sonnenlichtanalogen Lichtsystemen ausstatten, würden wir den wohl wichtigsten Beitrag für die Gesundheit leisten und könnten viel Geld für Medikamente sowie Millionen im Gesundheitswesen sparen.

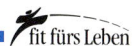

I. Die Bedeutung des natürlichen Lichts für das Leben auf der Erde

«Am Anfang schuf Gott Himmel und Erde. Die Erde aber hatte noch keine Form und kein Leben. Dunkel lagerte über der Urflut. Aber der Geist Gottes schwebte über den Wassern. Dann sprach Gott: „Es werde Licht!" Da ward Licht. Und Gott sah das schöne Licht und schied das Licht von der Dunkelheit und nannte das Licht Tag und die Dunkelheit Nacht. Es wurde Abend und es wurde Morgen: der erste Tag.»
(1. Buch Mose 1-5, Übersetzung nach *Bruns*)

Wie das Licht auf die Erde kam

Wir brauchen ein neues Lichtbewußtsein

Die Geschichte des irdischen Lebens beginnt mit der Erschaffung des Lichtes. So wie die Bibel beginnen die Schöpfungsmythen fast aller Kulturen in irgendeiner Form mit Berichten über ein lichtschaffendes Ereignis. Licht ist die Basis allen Lebens. Aber wenn Licht auch der eigentliche Anfang des Lebens ist, geht es, wie schon die Bibel beschreibt, doch nicht um das helle Licht allein, sondern ebenso um die Polarität, den Wechsel zwischen Tag und Nacht, hell und dunkel und das vielgestaltige Spektrum des Lichts vom Morgenrot bis zum Sonnenuntergang.

Die Menschen der Antike wußten um die Bedeutung des Lichtes: Sie beteten es an, schufen sich Götter des Lichtes und der Dunkelheit. Licht war ihnen heilig, und sie setzten es heilend für Leib und Seele ein. Woher sie dieses Wissen hatten, werden wir wohl nie erfahren, aber es wird durch die Erkenntnisse neuester Lichtforschung bestätigt, die immer tiefer in die Geheimnisse der Steuerungsmechanismen von Mensch, Tier und Pflanze eindringt.

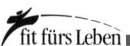
Licht: Steuerungsprogramm, Treibstoff und Lebensmotor

Tatsächlich scheint Licht die eigentliche Lebensenergie für alles biologische Geschehen auf der Erde zu sein; jede Phase des natürlichen Lichtes hat für die biologischen Organismen eine bestimmte Bedeutung, setzt Prozesse in Gang und regelt Abläufe. Pflanzen öffnen morgens ihre Blüten und strecken sie dem Sonnenlicht entgegen, Tieren wächst im Herbst ein schützendes Fell für den Winter, Vögel hören auf zu zwitschern, wenn die Sonne untergeht. Das erscheint uns ganz selbstverständlich und ohne weiter nachdenken zu müssen, wissen wir, daß diese Vorgänge nicht mit irgendwelchen Instinkten zu erklären sind, sondern daß sie mit den Tages- bzw. den Jahreszeiten zusammenhängen. Was für Tiere und Pflanzen gilt, gilt ebenso für uns: Licht lenkt alle menschlichen Steuerungsmechanismen - Hypophyse, Thalamus und Epiphyse. Licht steuert den Hormonhaushalt, das Immunsystem und den Stoffwechsel, es wird in allen Zellen gespeichert und regelt die Kommunikationsprozesse im Körper.

Pflanzen, die unter Kunstlicht aufwachsen, sind geschmacksarm und welken schnell

Haben Pflanzen zu wenig Licht, verkümmern sie; selbst wenn ihre sonstigen Lebensbedingungen - gute Erde, sorgfältige Düngung, ausreichend Wasser - optimal sind. Sie gehen ein wie die sprichwörtliche »Primel ohne Licht«. Im Treibhaus unter monotonem Kunstlicht gezogene Pflanzen sind blaß, geschmacksarm und welken schnell. In der Natur legen Hühner in der lichtarmen Winterzeit kaum ein Ei. Eier von Hühnern aus Legebatterien mit künstlicher Beleuchtung haben wesentlich weniger Vitalkraft als Eier von Freilandhühnern. Ebenso werden Menschen, denen es an Sonnenlicht mangelt, in ihrer Vitalität geschwächt und schließlich krank.

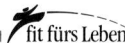
Lichtwechsel –
die chronobiologische Uhr

Seit Jahrmillionen richten sich die biologischen Uhren der Lebewesen nach dem Wechsel von Tages- und Jahreszeiten. Das Dunkel ist die Zeit der Ruhe, des Kräftesammelns; die Helligkeit die Zeit des Wachsens und der Aktivität. Dem Menschen gelang es, »Licht ins Dunkel« zu bringen und die natürlichen Grenzen zwischen Helligkeit und Dunkelheit aufzulösen. Über unzählige Generationen gab es nur wenige künstliche Lichtquellen, unsere Vorfahren hielten sich zu 90% im Freien auf, standen mit der Sonne auf und gingen schlafen, wenn der Tag zur Neige ging, während wir dieses Verhältnis geradezu umgekehrt haben. Wir leben und arbeiten in geschlossenen Räumen, viele müssen beruflich bedingt die Nacht zum Tag machen, selbst wenn wir uns draußen bewegen, tun wir das im geschlossenen Auto, im Zug oder Flugzeug.

Unsere biologische Uhr richtet sich nach dem Wechsel der Tages- und Jahreszeiten

Licht bestimmt nicht nur die Lebensgestaltung, sondern auch die körperliche und geistige Verfassung des Menschen. Auch die Stimmung des Gemüts wird vom Wechsel zwischen Hell und Dunkel beeinflußt: Viele Menschen haben im Winter weniger Antrieb oder neigen sogar zu Depressionen. Werden nach einem langen dunklen Winter die Tage wieder länger, fangen wir an, Pläne zu schmieden, wollen ins Freie und erleben um uns herum Menschen, denen die Frühjahrssonne Fröhlichkeit ins Gesicht zaubert. Je nördlicher und sonnenärmer die Landschaft, desto schwermütiger sind ihre Menschen, aber desto freudiger und intensiver werden auch die kurzen Sommer gefeiert.

Auch unsere Organe und ihre biologischen Körperschwingungen sind auf Rhythmen programmiert, und zwar auf den natürlichen 24-Stundenrhythmus von Tag und Nacht. Wach-

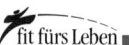
Bekommt das Auge Berührung mit dem Morgenrot, so schaltet der Stoffwechsel von Nacht- auf Tages- aktivität um

und Schlafrhythmus werden vom Licht bestimmt. Bekommt das Auge Berührung mit dem Morgenrot, so schaltet der Stoffwechsel von Nacht- auf Tagesaktivität um. Unter anderem wird durch den Lichtwechsel die Melatonin-Produktion (Schlafhormon) gedrosselt. Fehlt dem Auge die Berührung mit dem Morgenrot, bleibt die Umschaltung aus. Auf Dauer sind nicht nur Erschöpfung, Depression und Schlafstörungen die Folge, sondern vor allem schwere Stoffwechselkrankheiten.

Die chinesische Medizin, deren Tradition auf Beobachtung von Zusammenhängen beruht, arbeitet bereits seit über 4.000 Jahren mit einer 'Organuhr', die zeigt, zu welchen Tages- und Nachtzeiten die verschiedenen Körperbereiche aktiv sind, wann sie ruhen und wann sie therapeutisch am besten ansprechbar sind.

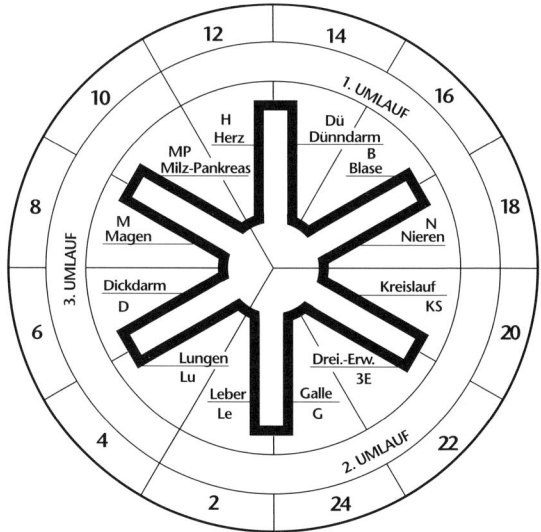

Die traditionelle chinesische Organuhr

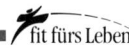
Das, was in China schon vor so langer Zeit beobachtet wurde, entdeckte der Westen erst in den letzten Jahren wieder – als Chronobiologie (Lehre von den zeitabhängigen Lebensvorgängen).

Dem neuen Forschungsbereich verdanken wir Erkenntnisse über den Einfluß von (lichtbestimmten) Tages- und Jahreszeit-Rhythmen auf den Körper. So erkannte man, daß das vegetative Nervensystem (es steuert die unbewußten, automatischen Reaktionen des Körpers) morgens sensibler als nachmittags oder abends reagiert. Die Produktion bestimmter Substanzen (z.b. die Hormone Melatonin, Serotonin und Insulin), die schmerzlindernden Endorphine und der Gehalt an Mineralstoffen im Körper (z.b. Magnesium) stehen in Zusammenhang mit chronobiologischen Rhythmen. Die Hauptzeit für den Leberstoffwechsel ist nachts, der Zuckerstoffwechsel findet hauptsächlich in den Vormittagsstunden statt. Selbst der Blutdruck folgt dem Rhythmus der Lichtverhältnisse; er hat morgens andere Werte als abends oder um Mitternacht.

Die Chronobiologie bestätigt das alte Wissen der asiatischen Medizin

Während man früher zum Beispiel große Zahnbehandlungen am liebsten morgens vornahm – hier hat der Zahnarzt sein »geistiges Leistungshoch« – weiß man heute, daß es für den Patienten weniger schmerzhaft und körperlich weniger belastend ist, Zahnoperationen nachmittags durchzuführen. Manche Medikamente wirken besser abends als mittags oder müssen zu bestimmten Zeiten in unterschiedlichen Mengen eingenommen werden. Besondere Bedeutung haben die Erkenntnisse der Chronobiologie auch auf die Beurteilung und Behandlung von Leistungsfähigkeit, Lernstörungen und Einflüssen von Schichtarbeit auf den Körper, Jet-Lag[2], etc. Die Chronobiologie bestätigt das alte Wissen der asiatischen Medizin, daß grundlegende Zusammenhänge zwischen (licht-

[2] *Als Jet-Lag bezeichnet man die Verschiebung des Biorhythmus z. B. durch Fliegen über mehrere Zeitzonen*

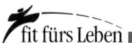
bedingten) Zeitrhythmen und Gesundheit bestehen. Ihre Erkenntnisse finden beim Einsatz der neuen sonnenlichtanalogen Lichtsysteme Berücksichtigung.

Natürliches Licht ist vielfältig wie das Leben

Die Schwingungen der Sonnenenergie enthalten »geordnete Informationen«

Jedes Licht, natürliches wie künstliches, besteht aus zwei Komponenten: Energie und Farbe, wobei man die Energieabstrahlung als elektromagnetische Felder beschreibt, die Farben als Strahlung. Die Information des Lichts erreicht uns in Form »geordneter Schwingungen«, wobei jede Art von Schwingung, Farben wie Energie, lebenswichtige Informationen mit unterschiedlichen Inhalten für die biologischen Systeme enthält. Die Schwingungen der Sonnenenergie enthalten sogenannte »geordnete Informationen« und genau auf diese informative Ordnung ist auch das innere System des Menschen programmiert. Erhält der Körper ungeordnete oder falsche Schwingungen, löst dies Unordnung und Chaos auf der Zellebene und letztendlich Krankheit aus.

Das künstliche Licht, das wir heute so bequem aus der Steckdose beziehen, hat – außer, daß es »hell« ist – wenig mit den Schwingungen des natürlichen Sonnenlichtes gemeinsam. Die Lichteigenschaften üblicher Glühbirnen, Leuchtstoffröhren und Halogenlampen weichen in wesentlichen Punkten vom Sonnentageslicht ab: zum einen in bezug auf ihre elektromagnetischen Abstrahlungen (s. Elektrosmog, S. 64), zum anderen hinsichtlich ihres Farbspektrums. Glühbirnenlicht zum Beispiel enthält viel Gelb und Rot, aber wenig Blau, Halogen-Leuchtstoffröhren z.B. haben ein weiß erscheinendes Licht, bei dem zu wenig Rot enthalten ist.

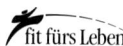
Die Sonne als Licht- und Energiequelle

Die Sonne ist die gewaltigste Energie unseres Universums; das Licht, das sie uns schickt, setzt sich aus vielen verschiedenen Energiearten zusammen. Die Abbildung auf Seite 18 zeigt, wie sie sich zusammensetzen und in welchen Reichweiten sie auf der Erde auftreffen.

Nur ein kleiner Teil der Sonnenstrahlen durchdringt die atmosphärischen Schichten, die unseren Planeten umgeben. Wenn diese Strahlen auf die Erde treffen, werden sie von der Erdoberfläche reflektiert und erwärmen sich dabei. Durch diese Reflexion entsteht die wärmende Infrarotstrahlung. Diese Energie erwärmt die Atmosphäre und treibt die ökologischen und biologischen Kreisläufe auf der Erde an. Im Übermaß führt sie zur Aufheizung, bei ungünstigen atmosphärischen Bedingungen sogar zur Überwärmung, zum sogenannten »Treibhauseffekt«.

Die »Empfangsverhältnisse« für die Sonnenenergie sind auf der Erde unterschiedlich: Manche Strahlen haben im Hochgebirge oder in der Nähe des Äquators viel stärkere Kraft als in tieferliegenden Gebieten oder an den Polen, was sich natürlich auch auf klimatische Bedingungen und Fruchtbarkeit auswirkt.

Nicht alle elektromagnetischen Wellen, die bis auf die Erde durchdringen, können vom menschlichen Auge wahrgenommen werden; die ultravioletten und infraroten Wellen des Lichtspektrums bleiben für das Auge unsichtbar, haben aber für das biologische Leben genauso große Bedeutung wie der sichtbare Anteil des Sonnenlichts.

Nicht alle elektromagnetischen Wellen, die bis auf die Erde durchdringen, können vom menschlichen Auge wahrgenommen werden

17

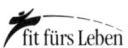
Die Strahlung der Sonne

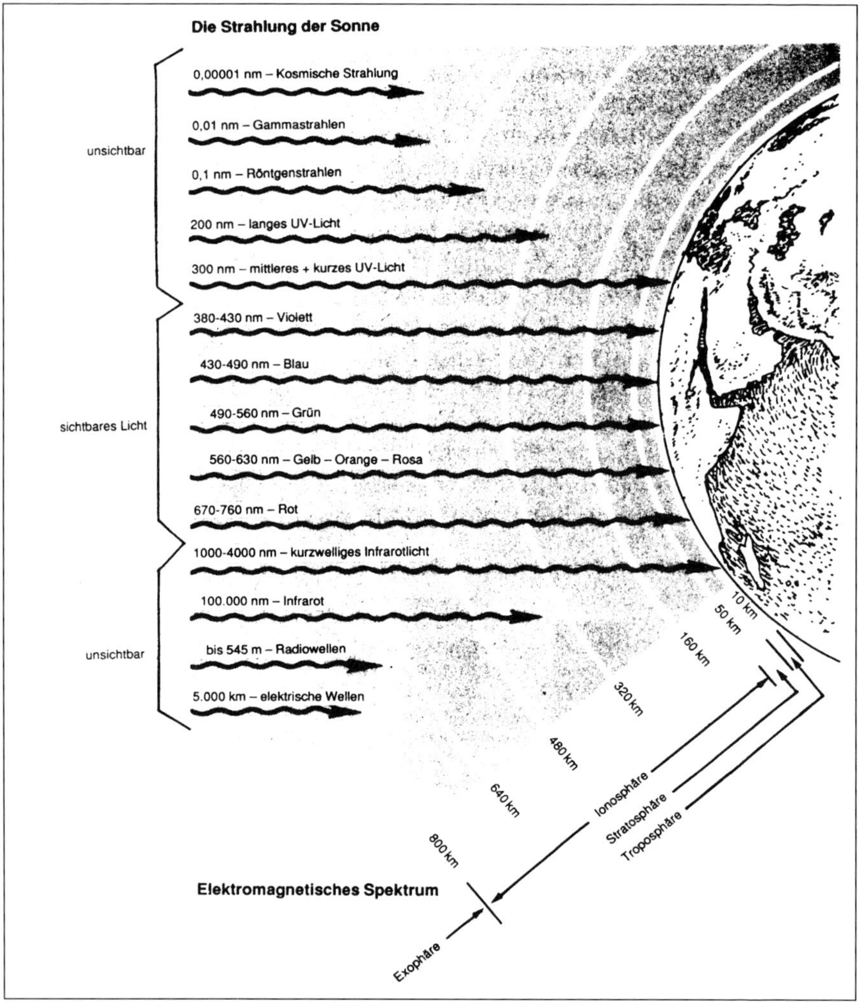

unsichtbar
- 0,00001 nm – Kosmische Strahlung
- 0,01 nm – Gammastrahlen
- 0,1 nm – Röntgenstrahlen

- 200 nm – langes UV-Licht
- 300 nm – mittleres + kurzes UV-Licht

sichtbares Licht
- 380-430 nm – Violett
- 430-490 nm – Blau
- 490-560 nm – Grün
- 560-630 nm – Gelb – Orange – Rosa
- 670-760 nm – Rot

- 1000-4000 nm – kurzwelliges Infrarotlicht

unsichtbar
- 100.000 nm – Infrarot
- bis 545 m – Radiowellen
- 5.000 km – elektrische Wellen

70 km
50 km
160 km
320 km
480 km
640 km
800 km

Ionosphäre
Stratosphäre
Troposphäre

Elektromagnetisches Spektrum

Exosphäre

Strahlung der Sonne *(entnommen aus: Zane R. Kime, Sonnenlicht und Gesundheit, Waldthausen Verlag, S. 23)*

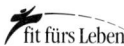

UV-Strahlen –
auf die richtige Dosis kommt es an

Das UV-Licht macht im Zusammenspiel der auf die Erde auftreffenden Lichtstrahlen nur einen kleinen Anteil aus (4,6 %), der sich noch dazu in drei unterschiedliche Wirkungsbereiche – A, B und C – unterteilt. Der UV-C-Bereich liegt im niedrigsten Nanometerbereich mit einer Strahlung zwischen 100 - 290 nm (nm = Nanometer = 10^{-9}, Maßeinheit für die Wellenlängen des Lichts). Die Wellen dieses Bereichs werden nur in geringen Mengen vertragen, sind normalerweise durch die Atmosphäre abgeschirmt und treffen nur dort auf die Erde, wo es Ozonlöcher gibt, wie zum Beispiel in Australien. Der UV-B-Bereich (290 - 315 nm) und der UV-A-Anteil des Lichtes (315 - 380 nm) sind für einen großen Teil unserer Energieversorgung und vor allem für körperliche Steuerungsvorgänge und Gesundheit wichtig (siehe Abb. auf S.21).

Die Lichtstrahlen, die auf die Erde treffen, sind zu unter 5% UV-Strahlen

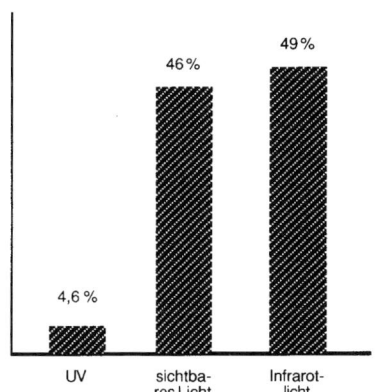

Zusammensetzung der Sonnenstrahlen, die auf der Erde auftreffen (entnommen aus: Zane R. Kime, Sonnenlicht und Gesundheit, Waldthausen Verlag, S. 24)

19

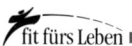
Die Lichtenergie der Sonne fließt nicht kontinuierlich, sondern in Form von 'Impulspaketen', die nach *Max Planck* »Quanten« genannt werden. Die Quanten im UV-Bereich haben die zwanzigfache Energie im Vergleich zu anderen Spektralbereichen. Die Zellen aller Lebewesen – natürlich auch die des Menschen – stehen in einem direkten Resonanzverhältnis zu den UV-Schwingungen der Sonnenstrahlen, was bedeutet, daß die innere Ordnung der menschlichen Zellebene von der Energie des Lichts gesteuert wird. Mehr darüber können Sie im Kapitel 3 erfahren, in dem die Zusammenhänge zwischen Licht und Zellfunktion detailliert beschrieben sind.

Zu wenig ultraviolette Strahlen sind ebenso gefährlich wie zuviele

Vor dem UV-Licht wird in letzter Zeit oft gewarnt, ja sogar empfohlen, sich davor zu schützen. Wie so oft, macht auch hier die Dosis das Gift: Zu wenig ultraviolette Strahlen sind ebenso gefährlich wie zuviele. Wie wir später noch sehen werden, stimuliert die Energie der UV-Strahlen zwar viele Prozesse des Stoffwechsel-, Drüsen- und Immungeschehens, sie wirkt aber in erster Linie über Haut und Augen. Das heißt, sie kann keine unmittelbaren Schäden im Organsystem verursachen, sondern ein Zuviel an UV-Strahlen wirkt sich in erster Linie auf die Haut aus, in Form von Sonnenbrand, Falten und Pigmentflecken bis hin zum Hautkrebs.

Wolken, Luftverunreinigungen, Häuserwände, Fensterscheiben und Kleidung, ja selbst Brillen und Kontaktlinsen filtern einen großen Teil der UV-Strahlen aus dem Lichtspektrum heraus. Während des Winters gelangen im Norden weniger UV-Strahlen als sonst auf die Erde, weil die Sonne von uns abgewandt ist und ihr Licht einen wesentlich längeren Weg zurücklegen muß. Menschen in unseren Breiten bekommen häufig viel zuwenig UV-Strahlen ab - selbst dann, wenn sie sich viel im Freien aufhalten. Das ist zum einen witterungs-, zum anderen aber auch durch die zunehmende Luftverschmutzung bedingt. Wer sich viel in geschlossenen Räumen

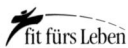
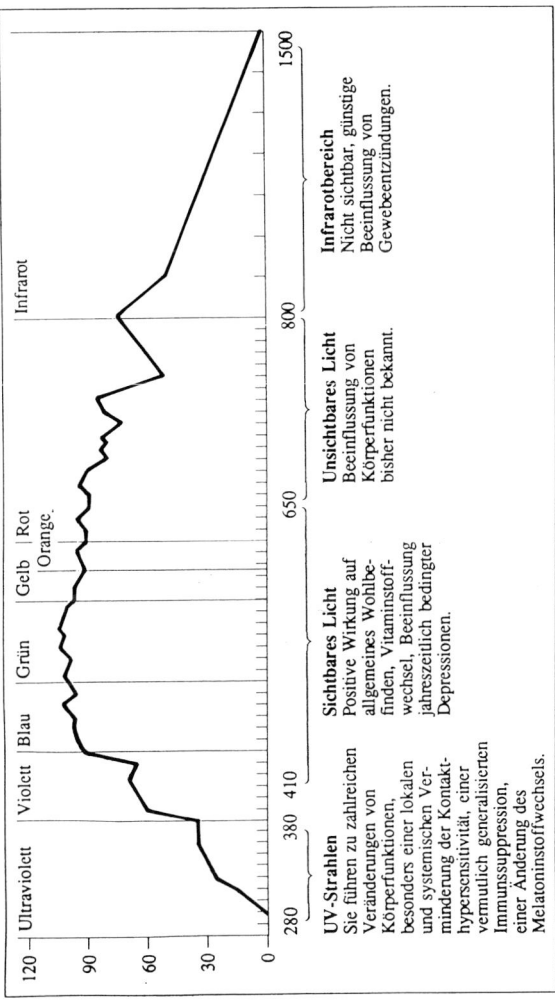

Spektrum des Sonnenlichts *(Abbildung entnommen aus : Uveitis - Neue diagnostische und therapeutische Aspekte. Ergebnisse eines Forschungsprojektes der Bertelsmann Stiftung, Gütersloh)*

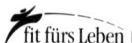

aufhalten muß – wie die meisten von uns – bekommt zwangs-
läufig weniger gesundheitserhaltende UV-Strahlen ab, als er
zur Aufrechterhaltung der Gesundheit benötigt.

Farben – Kinder des Lichts

Alles um uns herum farbig zu sehen, ist so selbstverständlich,
daß uns meist gar nicht bewußt ist, daß die bunte Vielfalt der
Farben erst durch das Licht möglich wird. Wenn wir sagen
»nachts sind alle Katzen grau«, drückt das nichts anderes aus,
als daß es ohne Licht keine Farbe gäbe. Aber auch am hellen
Tag sind nur ungefähr die Hälfte (46 %) der auf der Erde auftreffenden Lichtstrahlung für das menschliche Auge sichtbar.
Dieser sichtbare Anteil des elektromagnetischen Lichtspektrums enthält alle Farben des Regenbogens. Daß dadurch unsere Welt so herrlich bunt erscheint, ist zwar schön, aber eigentlich nur eine Nebenwirkung. Mindestens ebenso wichtig
ist, daß jede Farbe des Sonnenspektrums in unserem Organismus eine spezifische Wirkung auslöst. Der Rotbereich z. B.
wirkt sehr intensiv auf das Herz- und Kreislaufgeschehen,
während der UV-Bereich wichtig für unser Immunsystem ist.

*Fast alle Menschen
haben ein natürliches
Bedürfnis nach Sonne*

Fast alle Menschen haben ein natürliches Bedürfnis nach Sonne. Selbst diejenigen, die sagen, es gibt kein schlechtes Wetter, sondern nur unpassende Kleidung, fangen während langer Schlechtwetterphasen irgendwann an, Petrus zu grollen.
Wie wichtig Sonnenlicht ist, wird dann deutlich spürbar,
wenn wir zu wenig davon bekommen: zu Beginn als Störung
auf der Gefühlsebene, zum Beispiel als Müdigkeit, Freudlosig-
keit oder undefinierbare Traurigkeit; die nächste Stufe können leichte Befindlichkeitsstörungen wie Kopfschmerzen,
Energiemangel und Schlafstörungen sein. Bekommt der Organismus über lange Zeit zu wenig Sonnenlicht, können nach
einiger Zeit ernsthafte Gesundheitsstörungen auftreten.

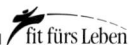
Fehlen die Sonnenlicht-Impulse über mehrere Generationen hinweg, was in den Gebieten um die lichtarmen Pole oder bei Menschen in hochtechnisierten Kulturkreisen der Fall ist, greift das Ungleichgewicht bis hinunter auf die Gen-Ebene. Krankheiten oder Veranlagungen für Krankheiten sowohl auf der körperlichen wie auf der psychischen Ebene werden an die nächsten Generationen weitergegeben. Beispiele dafür sind die Zunahme von Allergien, Stoffwechselkrankheiten und psychischen Störungen.

Um zu verstehen, weshalb Licht nicht nur als Helligkeits- und Wärmefaktor für das Leben auf der Erde von Bedeutung ist, wollen wir uns zunächst mit der Biophotonenforschung beschäftigen, einem relativ neuen Wissenschaftszweig, der im wahrsten Sinne des Wortes Licht in die Zusammenhänge zwischen Leben, Zellordnung und Gesundheit bringt.

Viele Erkrankungen haben im Lichtmangel ihre Ursache

23

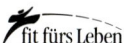

2. Weshalb wir alle Lichtwesen sind

Auf alten Gemälden sind manche Gestalten, meist Engel oder Heilige, von einem Heiligenschein oder Lichtkranz umgeben, einer »Aureole«. Auch wenn wir in der Umgangssprache sagen, daß ein Mensch eine besondere »Aura« hat, wollen wir damit ausdrücken, daß von ihm etwas Besonderes ausstrahlt, das ihn von anderen Personen unterscheidet. In esoterischen Kreisen geht man davon aus, daß jeder Mensch eine individuelle Aura in Form von farbigem Licht um sich herum trägt, wobei manche sogar sagen, dieses Licht bei anderen erkennen zu können. Bis vor gar nicht langer Zeit war man sich ziemlich sicher, daß die Heiligenscheine ausschließlich dazu dienten, die damit verzierten Personen als besonders »erleuchtet« darzustellen bzw. daß es sich bei der Aura im esoterischen Sinne eher um Phantasien handelt.

Um so erstaunlicher, daß heute ausgerechnet eines der modernsten Gebiete der Naturwissenschaft – die Quantenphysik – den Beweis dafür antritt, daß sich »Erleuchtung« nicht nur auf Geistesgaben oder Ausstrahlung eines Menschen beziehen muß, sondern daß tatsächlich alles, was lebt, im wahrsten Sinne des Wortes »erleuchtet«, also von einer Lichtaura umgeben ist. Nicht nur Menschen, sondern genauso jedes Tier und jede Pflanze, strahlen Licht aus, solange ein Funke Leben in ihnen ist. Was steht dahinter, wie kommt das Licht in Lebewesen hinein, und welche Bedeutung hat es für unsere Gesundheit?

Wie man heute weiß, enthalten die Zellen von Menschen, Tieren und Pflanzen tatsächlich Licht. Es ist mit empfindlichen Geräten meßbar und mit Hochfrequenzfotografie sichtbar zu machen. Man kann das Licht im wahrsten Sinn des Wortes als »Lebenslicht« bezeichnen – ein Ausdruck, der zwar schon immer in der Umgangssprache Verwendung fand, aber wohl ohne daß seine wirkliche Bedeutung auch nur erahnt wurde.

Jedes Lebewesen strahlt Licht aus

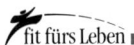
Woher dieses innere Licht kommt, was es bedeutet und welche Funktion es hat, läßt sich aus wissenschaftlicher Sicht erst ansatzweise erklären. Aber schon allein das, was die Forschung bis heute darüber weiß, ist so sensationell und in sich folgerichtig, daß es in den nächsten Jahren vieles in unserem Bewußtsein und unserer Lebensweise verändern könnte.

Das Licht in den Zellen

Ob eine Zelle gesund, krank oder sogar schon tot ist, läßt sich daran erkennen, inwieweit sie Licht speichern und weitergeben kann

Das »Lebens«-Licht sind die »Photonen«, Elementarteilchen, die an die Energiequanten der elektromagnetischen Strahlung gebunden sind. Soweit die Photonen in Verbindung mit biologischen Systemen – also Pflanzen, Tiere, Menschen – stehen, nennt man sie »Biophotonen«.

Das Biophotonen-Licht ist sehr schwach, aber mit hochsensitiven Lichtmeßgeräten (Photomultipler) deutlich nachweisbar, es reicht nach heutigem Kenntnisstand vom ultravioletten bis zum infraroten Bereich. Seine Abstrahlung ist so gering, daß man 1.000 Photonen pro Quadratzentimeter und Sekunde ungefähr mit einem Kerzenlicht aus 20 km Entfernung vergleichen kann. Es ist das ruhigste und gleichmäßigste Licht, das man kennt; es reagiert gegenüber äußeren Einflüssen äußerst empfindlich, und es hat die Fähigkeit, nach jeder Erregung wieder in die ursprüngliche Ordnung zurückzukehren, die für die jeweilige Zelle des biologischen Systems typisch ist. Ob eine Zelle gesund, krank oder sogar schon tot ist, läßt sich in erster Linie daran erkennen, inwieweit sie Licht speichern und weitergeben kann.

Biophotonen sind nicht nur als biophysikalisches Phänomen interessant, sondern noch viel mehr deswegen, weil sie ein neues, tieferes Verständnis für die Zusammenhänge von Steuerung, Organisation und Kommunikation in lebenden

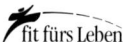
Organismen und Gesellschaften vermitteln – kurz darüber, was Leben eigentlich ist, wie »Gesundheit« funktioniert und weshalb Krankheit entsteht. Die medizinischen Hintergründe zu diesem Thema finden Sie im 3. Kapitel (ab S. 39), in dem *Dr. med. Bodo Köhler* die Zusammenhänge zwischen Zell-Licht und menschlicher Gesundheit darlegt. Ich werde mich deshalb an dieser Stelle auf einige grundlegende Informationen über das neue Wissenschaftsgebiet beschränken.

Zurückzuführen ist die Biophotonenforschung auf Arbeiten des russischen Biologen und Arztes *Alexander Gurwitsch*, die der österreichische Physiker und Nobelpreisträger *Erwin Schrödinger* in den 30er Jahren fortführte. Er fand heraus, daß die innere »Lebensordnung« biologischer Organismen in Verbindung mit dem Sonnenlicht steht. Die »Kohärenz« (Ordnung, Bündelung, Strahlung) des Sonnenlichtes wiederum schien in unmittelbarem Zusammenhang mit der Ordnung in biologischen Zellen – und damit der gesamten Evolution – zu stehen. Zellen nehmen nicht allein Lichtenergie auf, sondern damit gleichzeitig die darin enthaltene Information und Ordnung, die wiederum bestimmt, wie sich die Zellen entwickeln.

Nicht nur Pflanzen brauchen für ihr Wachstum und ihre Entwicklung Licht

Das grundlegende Beispiel für den Zusammenhang zwischen Licht und Entwicklung ist die Photosynthese: Von Pflanzen weiß man seit langem, daß sie für ihren Stoffwechsel nicht nur Luft, Nährstoffe und Wasser brauchen, sondern auch Licht. Die »Antenne«, über die sie das Licht aufnehmen können, ist das lichtabsorbierende Pigment Chlorophyll. Das Licht wird in die Zellen aufgenommen und dort gespeichert. Durch das Einwirken des Sonnenlichtes verbinden sich in der Pflanze Wasser und Kohlendioxyd zu Glukose (Zucker), dem elementaren Nahrungsmoment aller – nicht nur pflanzlicher, sondern auch tierischer und menschlicher – Zellen. Vom Gesichtspunkt des Lichtes her gesehen haben Pflanzen die nied-

27

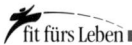

rigste Ordnung, Tiere eine höhere. So wie die Pflanzen brauchen alle biologischen Systeme Sonnenlicht für ihre Existenz. Grundsätzlich kann man sagen, daß alle chemischen Reaktionen durch Photonen gesteuert werden, also physikalisch gesehen Quantenaustauschprozesse sind.

Einer der Wissenschaftler, der sich seit langem intensiv mit der Bedeutung der Biophotonen beschäftigt, ist der deutsche Professor *Fritz-Albert Popp*, Leiter eines Instituts für Biophysik in Kaiserslautern. Seine Arbeit findet in den verschiedensten Forschungsbereichen auf der ganzen Welt viel Beachtung, und sie gibt uns den Schlüssel zu erkennen, welche überragende Bedeutung Licht in unserem Leben spielt.

Wir ernähren uns nicht nur von tierischer und pflanzlicher Nahrung, sondern auch von »Lichtnahrung«

Der Mensch ist ein Lichtsäuger

Als *Prof. Popp* in den 70er Jahren mit seinen Forschungsergebnissen an die Öffentlichkeit trat und dabei die Formulierung benutzte »der Mensch ist ein Lichtsäuger«, wurde er sicherlich noch von vielen belächelt. Was er deutlich machen wollte war, daß wir uns nicht nur von Kalorien, Vitaminen und Mineralien in Form pflanzlicher und tierischer Nahrung ernähren, sondern gleichzeitig durch Augen, Haut und Nahrung »Lichtnahrung« zu uns nehmen müssen, um am Leben zu bleiben. Während sich *Popp* dem Licht von der Seite der Physik her näherte, stellte zur gleichen Zeit der Biochemiker *H. A. Fischer* am Münchner Max-Planck-Institut für Gehirnforschung Untersuchungen mit Licht an: Er stellte fest, daß die Reizübertragung zwischen den Nervenzellen und Synapsen nicht allein von den bekannten chemischen Botenstoffen bewältigt wird, sondern daß auch hier Licht - und zwar wieder die Biophotonen - eine wichtige Rolle spielt.

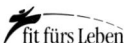
Der wichtigste Träger der Biophotonenstrahlung ist die häufig zitierte »DNS«, die Desoxyribonuklein-Säure, ein Bestandteil der Zelle, in dem die Erbinformationen (Chromosomen) eines biologischen Systems enthalten sind. Die DNS besteht aus zehn Milliarden Molekülen, die spiralförmig ineinander verwickelt und aufgerollt rund zwei Meter lang sind, und sie enthält alle biologischen Informationen, die ein Wesen zu dem machen, was es ist.

Wenn die Licht-Ordnung auf der DNS-Ebene gestört ist, wenn sie Informationen nicht mehr speichern, halten und in der richtigen Weise weitergeben kann, entstehen Krankheiten. Außer der DNS können auch verschiedene andere Biomoleküle Licht speichern. Allerdings überträgt die DNS durch ihre besondere Molekülstruktur wesentlich mehr Regulationsinformationen als andere Biomoleküle.

Gesunde Ernährung und ausreichende Bewegung sind wichtige Grundbausteine für Gesundheit und Wohlbefinden. Erfolgreich nutzen kann der Körper beides aber nur dann, wenn sein inneres Ordnungssystem richtig eingestellt ist. Die Voraussetzung dafür ist ausreichendes und richtiges Licht, also jenes, das das volle Farbspektrum, rhythmische Farbwechsel und alle elektromagnetischen Schwingungen enthält: eben natürliches Sonnenlicht oder als Ersatz das Licht moderner sonnenlichtanaloger Kunstlichtsysteme.

Licht: Wichtigster Grundbaustein der Ernährung

Weil richtiges und ausreichendes Licht so unabdingbar ist, hat die Evolution bei höherentwickelten Lebewesen mehrere Wege geschaffen, um es aufzunehmen. Es gelangt über die Augen, über die Haut und eben auch über die Nahrung in die

Licht gelangt über unsere Augen, unsere Haut und über Lebensmittel in die Körperzellen

29

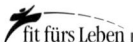
Körperzellen. Durch die Biophotonenforschung ergeben sich deshalb auch neue Konsequenzen für die Beurteilung von Lebensmitteln: Nicht allein die Zusammensetzung der Inhaltsstoffe – wie z.b. Eiweiß, Kohlenhydrate, Vitamine, Mineralien und Enzyme – entscheiden über die Qualität unserer pflanzlichen und tierischen Nahrung, sondern genauso ihr »Informationsgehalt«, der an das Zell-Licht gebunden ist. Weil wir gewohnt sind, Essen und Trinken vor allem nach den erwähnten inhaltlichen Bestandteilen zu analysieren, wollen wir uns hier dem Teil des Lichtes zuwenden, den wir über die Nahrungskette in uns aufnehmen.

Mit dem in unserer Nahrung enthaltenen Licht nehmen wir alle darin enthaltenen Informationen auf

Wie wir Licht essen

Wie wir bei der Photosynthese gesehen haben, spielt Sonnenlicht eine wichtige Rolle bei der Umwandlung von Wasser und Kohlendioxyd zu Glukose (Zucker), dem elementaren Nahrungsmoment aller Zellen. Alle Tiere und Menschen ernähren sich direkt oder indirekt von Pflanzen. Sobald diese in die Nahrungskette anderer Lebewesen gelangen, werden die durch die Photosynthese gebildeten Zuckermoleküle wieder aufgeknackt. Sie wandeln sich auf dem Weg des tierischen oder menschlichen Verdauungsgeschehens zurück in Kohlendioxyd und Wasser. Das Kohlendioxyd wird über die Atmung, das Wasser über Haut und Urin ausgeschieden. Die von den Pflanzen aufgenommene Sonnenenergie bleibt als Informationsträger im Organismus zurück und speist sich in den zellulären Informationskreislauf ein. Je höher die Moleküle eines biologischen Systems aufgebaut sind, desto mehr Ordnung wird damit aufgenommen, gespeichert und über die Nahrungskette weitergegeben.

Das bedeutet, daß wir zusammen mit dem in der Nahrung enthaltenen Licht auch die darin enthaltenen »gesunden«

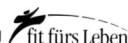
bzw. »gestörten« Informationen aufnehmen. Die Pflanze hat in diesem Sinn die niedrigste, das Tier – vor dem Menschen – die höchste Ordnung. Vom Gesichtspunkt der geordneten Information erscheint es daher durchaus sinnvoll, sich nicht ausschließlich vegetarisch zu ernähren, sondern auch – im richtigen Maß – tierische Produkte zu essen, weil das darin enthaltene Eiweiß die höchste Ordnung hat. Vom Gesichtspunkt der Verdauungsphysiologie aber ist natürliche pflanzliche Nahrung am sinnvollsten, da die Stoffwechsel-Endprodukte des tierischen Eiweißes in verschiedener Hinsicht schädigend wirken.

Wir essen Licht und Ordnung

In den letzten fünfzig Jahren wurden unsere Böden durch Kunstdünger und Pflanzenschutzmittel chemisch verseucht, das Leben darin von schweren Landmaschinen plattgewalzt. Die Pflanzen, die darauf wachsen, sind überzüchtet und überdüngt und sie werden einer denaturierenden Verarbeitung unterzogen. Früchte reifen nicht mehr unter natürlichem Sonnenlicht aus, sondern werden viel zu früh abgeerntet, mit künstlichen Gasen nachgereift und frisch gehalten, chemisch beduftet und mit giftigen Wachsen verschönt. Die landwirtschaftliche Viehhaltung ist fast ausschließlich nach wirtschaftlichen Gesichtspunkten orientiert. Unsere »Nutztiere« werden in Ställen ohne Tageslicht zusammengepfercht, unnatürlich ernährt, mit Medikamenten vollgepumpt und qualvoll getötet. Zellinformationen von kranken, schwachen, vergifteten Pflanzen und Tieren sind natürlich wesentlich anders als die von Lebewesen, die im natürlichen Sonnenlicht aufwuchsen und sich artgerecht entwickeln konnten. Die alte Lebensweisheit »der Mensch ist, was er ißt«, bekommt angesichts der Biophotonenforschung noch nachhaltigere Bedeutung!

Zellinformationen von kranken, schwachen, vergifteten Pflanzen und Tieren sind für uns ungesund

31

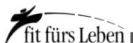

Der Informationsgehalt der Nahrung

Wenn wir uns von entwerteten Pflanzen und unglücklichen, geschockten Tieren ernähren, bekommt der Körper andere Informationen als von Lebensmitteln, die sich in einem gesunden Kreislauf befanden. Das Schlimmste an der kunstlichtgezüchteten Tomate aus dem Treibhaus ist nicht, daß sie fad schmeckt und weniger Vitamine hat, sondern daß ihr die biologische Ordnung fehlt, die dem Körper Gesundheit und Vitalität geben sollte. Solchen Nahrungsmitteln fehlen nicht nur die richtigen Informationen, wir nehmen mit ihnen sogar zusätzlich viel Unerwünschtes auf: Informationen über Streß, die sich zu unserem ohnehin vorhandenen äußeren Lebensbewältigungsstreß addieren. Die Biophotonenforschung gab uns die Möglichkeit zu erkennen, ob ein Nahrungsmittel gesund und vital und damit für uns »förderlich« ist oder ob es in seiner Struktur schwach, krank oder – weil sein inneres Ordnungssystem schon in einem chaotischen Zustand ist – sogar schädigend ist.

Treibhausgemüse fehlt wichtige Lichtinformation

Prof. Popp belegt das in seinem Buch »Die Botschaft unserer Nahrung« an einem Experiment, bei dem Eier von Hühnern, die in einer Kunstlichtbatterie lebten, verglichen wurden mit denen von Hennen, die im Freien herumlaufen konnten. Alle Hühner, die an diesem Experiment beteiligt waren, wurden anfangs gemeinsam in Batteriehaltung und bei gleichen Futter- und Lichtverhältnissen gehalten. Solange die Hennen in der Legebatterie waren, hatten alle Eier die gleichen Photonenmeßwerte. Nach drei Wochen durfte ein Teil der Tiere ins Freie – bei absolut gleicher Fütterung. Bereits eine Woche nach der Trennung unterschieden sich die Freilandeier von den Käfigeiern durch eine bessere innere Ordnung, die sogar mit der Zeit noch zunahm. Die Steigerung der Ordnungswerte stand im Zusammenhang mit dem Sonnenlicht. Das heißt, die unter natürlichem Licht gelegten Eier hatten eine

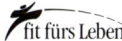
wesentlich bessere Lichtspeicherfähigkeit, deshalb behielten sie auf der langen Reise zum Verbraucher ihren vitalen Wert wesentlich länger, wohingegen die »Batterie-Eier« auf dem gleichen Weg über Kühlhaus, Supermarktregal bis in die Küche inzwischen – bei Erhalt aller analytischen Inhaltsstoffe und ohne im herkömmlichen Sinn »krank« zu sein – ihre Lichtspeicherfähigkeit verloren hatten und im Grunde tote Materie waren: Pappmaché. Würden die Nachfahren unserer früheren Bauern und Landwirte, die modernen »Nahrungsproduzenten«, aufhören, ihr finanzielles Kapital in Kunstdünger, Pharmazeutika und Pestizide zu investieren und es statt dessen für sonnenlichtanaloge Lichtsysteme in Ställen und Treibhäusern ausgeben, könnten sie nicht nur viel Geld sparen, sondern sie würden gleichzeitig einen Beitrag für die Gesundheit der Menschen leisten. Nahrungsmittel, die unter ungesunden Lichtverhältnissen gezogen wurden, sind »Junkfood« – sie befriedigen das Auge, während der Körper Mangel leidet.

Nahrungsmittel, die unter ungesunden Lichtverhältnissen gezogen wurden, sind »Junkfood«

Nicht nur das Auge, auch die Haut ißt mit

Tiere und Menschen nehmen Licht nicht nur über die Nahrung auf, sondern auch über Augen und Haut. Damit stellt die Natur sicher, daß auch bei Ausfall des einen oder anderen Kanals (zum Beispiel bei Blindheit) ausreichend Licht aufgenommen wird. Der größte Teil der sichtbaren Lichtenergie wird über die Augen aufgenommen. Aus Gründen der Entwicklungsgeschichte werden wir uns hier zuerst der Lichtaufnahme durch die Haut zuwenden, denn auf dem Weg von der einfachen Amöbe bis zum komplizierten System Mensch gibt es viele Formen von Leben, die Licht ausschließlich über die Nahrung oder die Haut aufnehmen können. Bei den Pflanzen sei an das Stichwort Photosynthese erinnert, bei den Tieren

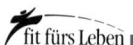
Ein Viertel der von uns benötigten Sonnenlichtinformationen wird über die Haut aufgenommen

an den Regenwurm, der ebenfalls keine Sehorgane hat, dafür aber eine sehr lichtsensible Haut.

Ungefähr ein Viertel der vom menschlichen Körper benötigten Sonnenlichtinformationen werden über die Haut aufgenommen. Das Licht löst in der Haut vielschichtige chemische Vorgänge aus; zum Beispiel die Bildung von Vitamin D, das mehrere wichtige Funktionen im Körper erfüllt. Es hilft, das Kalzium- und Phosphatgleichgewicht zu regeln, es unterstützt die Kalziumresorption aus dem Darm, beeinflußt indirekt das Immunsystem, und es gilt als »das« Knochenvitamin. In der menschlichen Haut ist ein besonderes Cholesterin eingelagert, das sich durch die Sonnenbestrahlung (UV-Anteil zwischen 250 - 320 nm) in Vitamin D bzw. eine Vorstufe, das Provitamin D, umwandelt. Das Provitamin wird vom Blut aufgenommen und durch die Körperwärme in einem 24-stündigen Prozeß zum eigentlichen Vitamin D umgewandelt. Da der Körper nur eine bestimmte Menge Vitamin D benötigt – zuviel kann toxisch (giftig) wirken – ruft er jeweils nur ein bestimmtes Quantum des Provitamins ab, überschüssiges wandelt Vitamin D zurück in seine Vorstufe. Dieser Kreislauf funktioniert aber anscheinend nur mit dem körpereigenen, in Verbindung mit dem Sonnenlicht entstandenen Vitamin D, nicht mit künstlich zugeführtem.

Die bekannteste Vitamin D-Mangelkrankheit ist Rachitis, eine Knochenkrankheit, die gehäuft im vorigen Jahrhundert, zu Beginn des Industriezeitalters, bei Kindern und Jugendlichen in London auftrat. Ursache waren zum einen die schlechten Lebensverhältnisse – dichte Besiedlung, enge lichtlose Hinterhöfe, schlechtes und zu wenig Essen, aber vor allem der Mangel an Licht – die Sonnenstrahlen konnten die kohlenrauchverpestete Luft nicht mehr durchdringen. Heute zeigt sich Vitamin D-Mangel weniger in Form von Rachitis, sondern tritt eher bei gestörter Darmresorption auf; infolge von

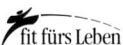
Leber- und Nierenfehlfunktionen oder als Nebenwirkung mancher Medikamente.

Viele Jahre hielt man es für sinnvoll, zusätzliches Vitamin D über die Nahrung zuzuführen, z. B. durch fetten Fisch, Lebertran oder Zusätze in Nahrungsmitteln (z. B. in Margarine); in Deutschland bekamen Neugeborene über lange Zeit einen kräftigen Stoß künstliches Vitamin D zur Rachitisprophylaxe. Inzwischen ist man damit vorsichtiger geworden, denn auch ein Zuviel an Vitamin D schadet; gestört wird vor allem das Gleichgewicht zwischen Kalzium- und Phosphorhaushalt im Körper. Die Folge kann ein zu hoher Blutkalziumspiegel sein, was zu Übelkeit, Antriebslosigkeit, Durst bei gleichzeitig vermehrter Harnausscheidung, schlimmstenfalls aber auch zu schwerer Depression und geistiger Verwirrtheit führen kann. Kinder, die einen überhöhten Vitamin D-Spiegel haben, wachsen unter Umständen langsamer. Kalziumüberschüsse lagern sich im Bindegewebe, in den Nieren und an den Blutgefäßwänden ab. Zuviel Vitamin D kann zu Herzanfällen führen und den Cholesterinspiegel ungünstig beeinflussen.

Zuviel künstliches Vitamin D kann zu Herzanfällen führen und den Cholesterinspiegel ungünstig beeinflussen

Vitamin D ist ein gutes Beispiel dafür, wie exakt unser Organismus auf den natürlichen Energiespender Sonnenlicht abgestimmt ist, denn die beschriebenen Störungen treten nur dann auf, wenn Vitamin D künstlich zugeführt wird, nie aber, solange ausschließlich das körpereigene, vom Sonnenlicht angeregte Vitamin D im Körper kreist. Hiermit hängt auch die Vermutung zusammen, daß das natürliche Vitamin D nicht nur Vitamin-, sondern auch Hormoneigenschaften besitzt, denn Vitamine müssen durch die Nahrung zugeführt werden, während Hormone vom Körper selbst gebildet werden, wie dies eben auch bei Vitamin D der Fall ist.

Ein weiterer wichtiger Zusammenhang besteht zwischen Sonnenlicht und Melanin. Vom Melaningehalt der Haut hängt es

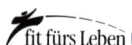
ab, ob ein Mensch blaß, gelblich oder gar dunkelbraun ist. Ist die Haut stärkerer Sonnenbestrahlung ausgesetzt, verstärkt sie die Melaninproduktion, um sich vor zuviel – und damit schädigenden – UV-Strahlen zu schützen. Das Melanin sind schwarzbraune, lichtabsorbierende Farbstoffmoleküle, die in den Pigmentzellen der Haut enthalten sind. Melanin kann Photonen des gesamten Lichtspektrums absorbieren und nutzt die Lichtenergie, um eine Vielzahl biochemischer Vorgänge im Körper zu organisieren. Es spielt außer bei der Hautfarbe eine wichtige Rolle im übrigen Körpergeschehen, zum Beispiel in Verbindung mit anderen Hormonen (unter anderem Adrenalin, Noradrenalin, Dopamin, Serotonin und Melatonin).

Natürliches Vitamin D wird durch Sonnenlicht im Körper gebildet

Am Beispiel Vitamin D und Melanin haben wir gesehen, welche Rolle die Haut bei der Lichtaufnahme spielt. Gleichermaßen wichtig ist das über die Haut aufgenommene Licht auch für andere Prozesse, z.B. bei den Vorgängen im Immunsystem, beim endokrinen System und beim Stoffwechsel. Darüber mehr im folgenden Kapitel.

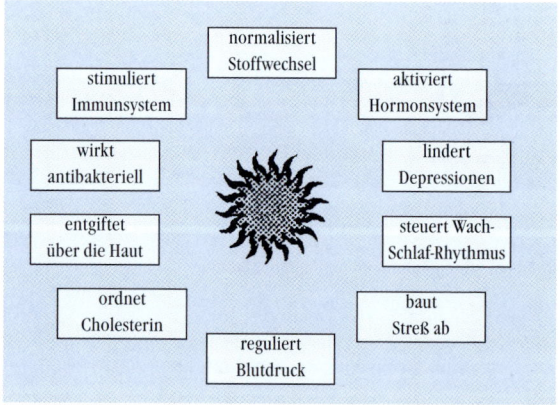

Licht – Maßstab für Vitalität

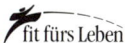

3. Das Licht in den Zellen

Dr. med. Bodo Köhler

Licht und Stoffwechsel

Gesundheit ist unabdingbar an einen normalen Zellstoffwechsel gebunden. Was bedeutet das aber für den Organismus, für den Menschen?

Man unterscheidet zwei Stoffwechselaktivitäten, die immer parallel laufen – den anabolen *Regenerationsstoffwechsel* (anabol: die Gesamtheit der assimilatorischen Vorgänge, die dem *Aufbau* spezifisch-körpereigener Stoffe dienen) und den katabolen *Energiestoffwechsel* (Abbauvorgänge).

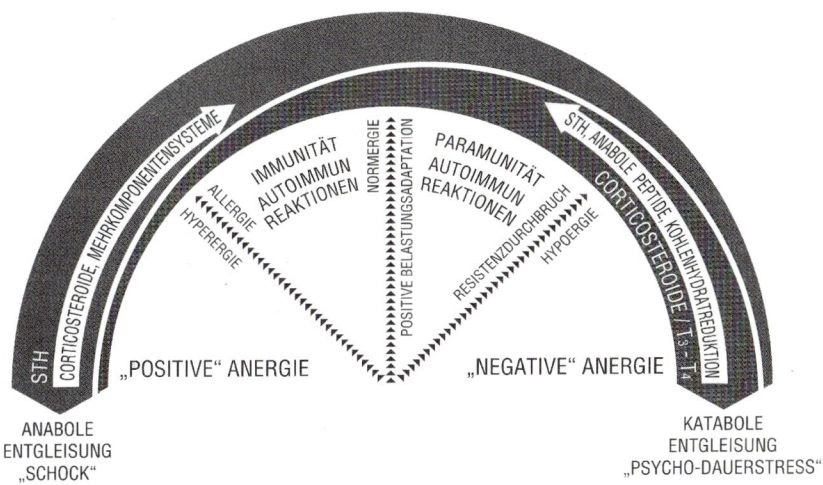

Polare Stoffwechselregulation

An dieser Abbildung wird deutlich, daß die Stoffwechsellage nur dann vollständig beschrieben wird, wenn beide Seiten gleichzeitig berücksichtigt werden.

37

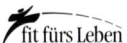

$$\text{Stoffwechsellage} = \frac{\text{Synthesestoffwechsel (anabol)}}{\text{Energiestoffwechsel (katabol)}}$$

Der Stoffwechsel muß in jeder Minute neu einreguliert werden, so daß es hier ständig Schwankungen gibt. Nicht eine bestimmte Stoffwechsellage an sich sagt etwas darüber aus, ob ein krankhafter Zustand vorliegt, sondern das Maß der erreichten Anpassung an die gerade vorherrschenden Gegebenheiten ist das Entscheidende. Das heißt, auch die Schnelligkeit ist von Bedeutung, mit der auf wechselnde Bedingungen reagiert werden kann.

Während des Schlafes erfolgt eine gründliche Entgiftung der Zellen von Schlacken und Toxinen

Diesen ständigen Anpassungsvorgängen sind große Rhythmen übergeordnet, z.B. der Schlaf-Wach-Rhythmus. Am Tage herrscht normalerweise überwiegend energiefreisetzende katabole, nachts vorwiegend anabole Aktivität vor. Dadurch sollen während des Schlafes nicht nur Reparaturprozesse ablaufen, sondern auch eine gründliche Entgiftung der Zellen von Schlacken und Toxinen erfolgen. Außerdem wird das Abwehrsystem wieder aufgefüllt. Der Volksmund hat dafür den Ausspruch geprägt: »Schlaf Dich gesund!«

Der Wechsel von kataboler zu überwiegend anaboler Stoffwechsellage in der Nacht wird durch ein Hormon der Zirbeldrüse geregelt, das Melatonin. Dieses Hormon wird nur bei Dunkelheit gebildet, aber auch noch bei geringem Lichteinfall, wie an manchen Wintertagen. In bestimmten Bereichen von weißem Licht wird die Ausschüttung gemindert bzw. vollständig unterdrückt. Farben wirken hier differenzierter. Blaugrün stoppt die Ausschüttung, Rotviolett fördert und Gelbgrün stimuliert sie.

Wenn nun Melatonin zu Zeiten mit wenig Licht auch schon tagsüber erhöht ist, wird dadurch ungehindert das Hormon

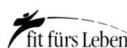
Prolaktin freigesetzt, das für die Bildung der Muttermilch zuständig ist. In Verbindung mit dem hemmenden Effekt des Melatonins auf die Freisetzung von Dopamin und anderer Hormone werden Depressionen begünstigt. Das ist der Mechanismus für die Entstehung der sog. Winterdepression, die deshalb sehr günstig auf Lichtbehandlung anspricht.

Mit Lichtbehandlungen wurden sehr gute Erfolge bei Winterdepressionen erzielt

Es handelt sich bei der Depression nicht um eine harmlose Befindlichkeitsstörung, sondern immer um eine schwerwiegende Entgleisung, da gleichzeitig die Leistung des Immunsystems herabgesetzt wird mit allen daraus entstehenden Folgen.

Die ungewünschte Freisetzung von Melatonin am Tage kann auf Dauer zu ernsthaften Gesundheitsstörungen führen. Jedoch auch die fehlende oder ungenügende nächtliche Ausschüttung schafft Probleme. Durch die unzureichende Regeneration der Zellen und des Immunsystems wird der Boden bereitet für ernste Erkrankungen. Deshalb wird die Einnahme von Melatonin am Abend z.B. zur Krebsvorbeugung diskutiert.

Probleme treten auf bei Nacht- und Schichtarbeitern, unregelmäßigem Lebenswandel und Schlafstörungen jeder Art. Nicht umsonst heißt es, daß der Schlaf vor Mitternacht der gesündeste sei. Der Grund für Schlafstörungen, unter denen sehr viele Menschen leiden, liegt oftmals an einem völlig vernachlässigten Schlafplatz. Nicht selten liegen diese Menschen auf uralten Matratzen in durchgelegenen Betten, was zu Kreuzschmerzen führt. Oder es liegen geopathische Störungen vor oder Elektrosmog. Dieses Sammelsurium von Belastungen muß vom Organismus kompensiert werden, was zu einem nächtlichen katabolen Streßstoffwechsel führt statt zum regenerationsfördernden anabolen Stoffwechsel.

39

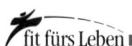
Die Synthese, der Aufbau von Zellbestandteilen oder auch Abwehrkörpern setzt nicht nur den Befehl dafür voraus, sondern auch die Bereitstellung der entsprechenden Energie (ATP). Bei hoher Syntheseleistung (z.b. im Rahmen eines Infektes) wird auch sehr viel Energie verbraucht. Diese muß also bereitgestellt werden. Das ist dann möglich, wenn wir über Reserven verfügen und ausgeruht sind. Dann können wir eindringende Viren oder Bakterien problemlos abwehren, ohne tatsächlich krank zu werden. Oftmals merken wir überhaupt nichts von derartigen Abwehrprozessen. Innerhalb einer Stunde können solche Belastungen vom Organismus erfolgreich abgefangen werden (positive Belastungsadaptation).

Im gestreßten Zustand, wenn wir erschöpft sind, wird es uns stärker treffen. Es werden Krankheitssymptome auftreten als Zeichen des Abwehrkampfes, den unser Körper gerade führt. Dazu gehören (möglichst) hohes Fieber, starkes Schwitzen oder sogar Durchfälle, sehr viel Auswurf über die Schleimhäute (Giftausleitung). Derartige Symptome zeigen die Heilreaktion an, mit der sich der Organismus von den eingedrungenen Keimen befreien will und dürfen keinesfalls unterdrückt werden! Sonst besteht hier die Gefahr, daß der Prozeß sehr schnell chronisch wird.

Mit einer gesunden Nahrung nehmen wir Photonen, also Energie, auf

Solche Abwehrprozesse sollten spätestens nach einer Woche abgeschlossen sein. Sie lassen sich durch eine leichte vegetarische Kost (enthält sehr viele schnell verfügbare Photonen!) und durch dosierte Lichtbehandlung gut unterstützen. Durch den Einsatz von Antibiotika werden diese natürlichen Heilungsprozesse unterdrückt, weshalb die Anwendung solcher Mittel nur in besonders schweren Fällen gerechtfertigt ist, keinesfalls aber bei Viruserkrankungen.

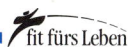
Infektionen müssen immer unter zwei Gesichtspunkten gesehen werden:
1. Zustand des Abwehrsystems
2. Bösartigkeit des eindringenden Keimes (Virulenz)

An der Aggressivität des Keimes können wir nichts ändern, sehr viel jedoch an der Lage unseres Abwehrsystems. Allein die gesunde Ernährung kann schon sehr viel bewirken, weil wir damit Photonen, also Energie aufnehmen und diese in einem hochgeordneten Zustand. Verstärken können wir diesen Effekt durch zusätzlichen Aufbau an Reserven, über eine geordnete Lebensweise mit genügend Ruhephasen, sowie ausreichender Bewegung an frischer Luft.

Dort nehmen wir nicht nur vermehrt Sauerstoff auf, sondern auch mehr Licht, mehr Energie. Das Licht, die Photonen also, wird dabei zu 75% über die Augen aufgenommen und ins Gehirn geleitet. Das ist wesentlich mehr, als für den reinen Sehvorgang notwendig ist und dient der direkten Energieaufnahme. Die verbleibenden 25% nehmen einen anderen Weg und gelangen dann ebenfalls ins Gehirn.

Das Licht wird zu 75% über die Augen aufgenommen

1. Über d. Auge (ca. 75% des Lichts) ⟶ Gehirn

2. Über die Haut ⏐
⟶ **▼**
Akupunkturpunkt
⏐
Nerven von Muskeln/Sehnen, Vegetativum
⏐
Spinalnerv
⏐
Rückenmark
▼
Gehirn

Dualer Weg des Lichts

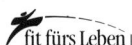
Biophotonen sind an allen Lebensprozessen beteiligt

Bisher wurden von der Wissenschaft sehr viele Untersuchungen über die Wirkungen des Lichtes an der Haut durchgeführt. Die folgende Auflistung ist unvollständig, da immer wieder neue Ergebnisse bekannt werden. Das muß auch so sein, denn Photonen sind letztlich an allen Lebensprozessen beteiligt.

- Durch Lichteinfall werden T-Lymphozyten in der Haut aktiviert.
- Die Langerhans-Zellen verändern sich (UV-Licht).
- Keratinozyten werden vermehrt gebildet und in ihnen wird Melanin sezerniert (UV).
- Bestimmte Enzyme werden stimuliert, andere gehemmt (UV, IR).
- Die Supressorzellen werden (dosisabhängig) aktiviert (UV).
- Die Zellregeneration wird stimuliert, Elastose und Kollagenose werden gemildert, Phagozytose und Wundheilung angeregt.
- Die Sauerstoffverwertung wird verbessert, die Thrombozytenaggregation verhindert.
- Kohlenmonoxyd wird von Erythrozyten abgespalten, Kortisol verbraucht, Haarwuchs gefördert, Schmerzen reduziert.
- Interferonproduktion (Immunsystem) wird angeregt.
- Phosphorylasebildung (ist wichtig für Muskelenergie und Blut-Glukose-Konzentration).

Wie nun diese Vorgänge im einzelnen ablaufen und was damit alles bewirkt wird, kann besser verstanden werden unter dem Blickwinkel der Stoffwechselregulation. Dieser ist zentraler Bestandteil des Lebens.

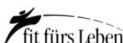
Auf der Ebene der Zellen erfolgt zunächst eine Basisregulation der Stoffwechsellage durch radikalische Prozesse (Abgabe und Aufnahme von Elektronen, welche durch Photonen gesteuert werden. Dies geschieht über bestimmte Moleküle, die in den Membranen sitzen). Kleinere Anpassungsvorgänge lassen sich somit sehr schnell bewerkstelligen. Größere Anpassungsvorgänge erfordern Stoffwechselregulationen durch übergeordnete Hormone (STH, T3/T4, Kortisol), deren Freisetzung vom Gehirn aus angeregt wird.

Alle diese komplizierten Mechanismen haben nur einen Zweck: die schnellstmögliche Anpassung des Organismus an alle möglichen inneren und äußeren wechselnden Zustände.

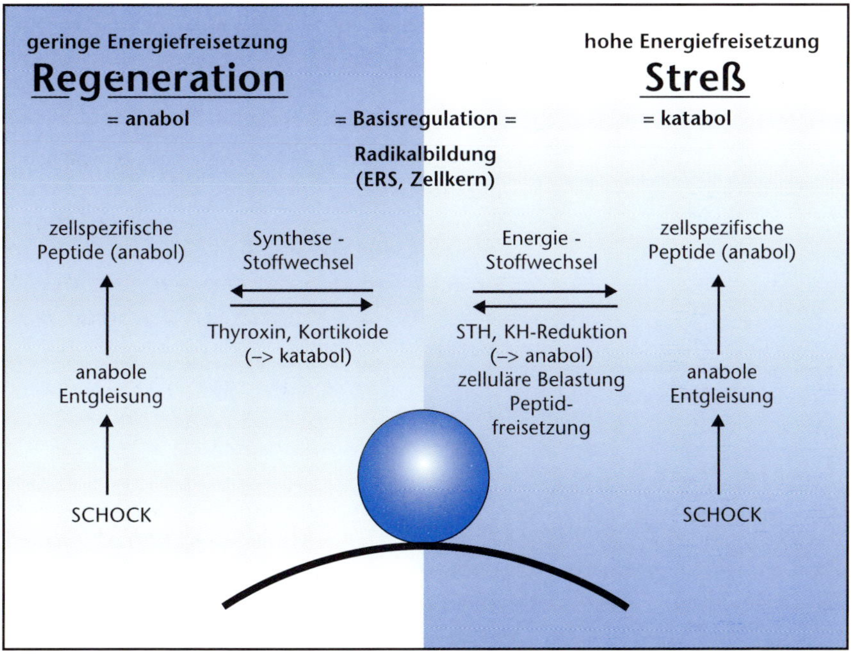

geringe Energiefreisetzung		hohe Energiefreisetzung
Regeneration		**Streß**
= anabol	= Basisregulation =	= katabol
	Radikalbildung (ERS, Zellkern)	
zellspezifische Peptide (anabol)	Synthese - Stoffwechsel Energie - Stoffwechsel	zellspezifische Peptide (anabol)
↑	←→ ←→	↑
	Thyroxin, Kortikoide (–> katabol) STH, KH-Reduktion (–> anabol)	
anabole Entgleisung	zelluläre Belastung Peptid- freisetzung	anabole Entgleisung
↑		↑
SCHOCK		SCHOCK

Stoffwechselregulation

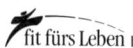
Die Grundlagen für diese umfassende Darstellung der Stoff-
wechselprozesse wurden bereits vor 20 Jahren von *Prof.
Schole*, Hannover, geschaffen (Dreikomponenten-Theorie).
Daraus geht hervor, daß nur durch das geordnete Zusammenspiel aller beteiligten Hormone die erforderliche Einre-
gulation des Organismus auf die sich ständig ändernden Um-
weltbedingungen möglich ist und noch dazu in der notwen-
digen Geschwindigkeit. Laufen die Anpassungsvorgänge zu
träge ab, wird die Abwehrlage des Menschen verschlechtert
und damit die Krankheitsbereitschaft erhöht.

An dieser Stelle sollte einmal verdeutlicht werden, worum es
sich beim Stoffwechsel überhaupt handelt. In jeder Zelle laufen etwa 30.000 bis 100.000 chemische Reaktionen pro Sekunde (!) ab, im Gesamtorganismus sind das 1.000.000.000.
000.000.000 Stoffwechselprozesse/Sek.!

*Eine Verarmung an
Photonen führt zu
einer Verlangsamung
des Stoffwechsels*

Für derartige Maximalleistungen benötigt der Mensch eine
sehr schnelle, gleichzeitig aber exakte Steuerung, um Chaos
zu verhindern. Dazu sind rein rechnerisch nur Photonen in
der Lage, da sie nur eine milliardstel Sekunde benötigen, um
eine chemische Reaktion auslösen zu können. Eine Verarmung an Photonen, z.B. durch zu geringe Lichtaufnahme,
führt zu einer Verlangsamung des Stoffwechsels, womit sofort ein Nachlassen der Abwehrbereitschaft einhergeht.

Ein tägliches Sonnenbad bis zu einer halben Stunde füllt dieses Defizit wieder auf und wirkt damit abwehrsteigernd[3]. Län-
geres Sonnenbaden schwächt aber die Abwehr, weil dadurch
sehr viele freie Radikale entstehen, die eine Belastung des Systems darstellen und außerdem die Suppressorzellen aktiviert werden.

[3] *S. den Artikel von Marusha Magyarosy: »Wie Sie die Energie der
Sonne in Ihren Körper holen«, Fit fürs Leben-Magazin 1/1994, S.34.*

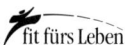
Zellstoffwechsel bedeut Umbau von Fremdmolekülen aus der Nahrung zu körpereigenen Stoffen (Metabolite), aber auch Reinigung und Entgiftung der Zellen.

In einer Zeit steigender Umweltbelastung ist der letzte Punkt von zunehmender Bedeutung. Viele Menschen, die sich ständig müde fühlen, ohne daß Ursachen nachgewiesen werden können, leiden oftmals unter einer hohen Toxinbelastung des Gewebes mit allen nachteiligen Folgen für den Stoffwechsel.

Toxinbelastungen führen oftmals zu einer depressiven Stimmungslage

Hinzu kommt noch ein weiterer Umstand, der sich entscheidend auf die Stoffwechsellage auswirken kann. Hohe Toxinbelastungen, beispielsweise auch durch Quecksilber aus den Amalgamfüllungen, durch Formaldehyd usw. führen oftmals zu einer depressiven Stimmungslage oder sogar zu Persönlichkeitsveränderungen. Dieser toxisch bedingte Psycho-Dauerstreß wiederum hemmt das Freisetzungshormon des STH (Wachstumshormon), was zu einer permanent katabolen Streßstoffwechsellage führt. Der gleiche Effekt wird auch durch äußeren Streß, aber auch durch zu viele Kohlenhydrate verursacht.

Dieser Effekt kommt durch die antagonistische (gegensätzliche) Wirkung des Insulins zustande, das beim Verzehr von zu vielen Kohlenhydraten ansteigt und dadurch das STH hemmt.

Wenn hier nicht mit Nachdruck über eine ganz bewußte gesunde Lebensführung gegengesteuert wird, dann drohen ernsthafte gesundheitliche Schäden. Diese äußern sich nicht nur in bestimmten Erkrankungen, sondern beginnen viel tiefer, nämlich bei der Durchblutung des Gewebes.

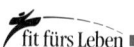

Diese wird bekanntermaßen durch die Bildung einer Arteriosklerose (Gefäßverkalkung) begünstigt. Die Ursache für diese Volkskrankheit (und damit für alle anderen Herz-Kreislauf-Erkrankungen) ist nämlich eine katabole (zu Entzündungen neigende) Stoffwechsellage in der Gefäßinnenhaut. Hier können dann Thrombozyten (Blutplättchen) festkleben, Fett eingelagert werden und zum Schluß eine Verkalkung entstehen. Auch die inzwischen diskutierte Beteiligung von Bakterien (Chlamydien) würde hiermit erklärt, da diese nur in einem sauren Entzündungsgebiet Fuß fassen und sich vermehren können.

Die Ursache für die Arteriosklerose ist also nicht das erhöhte Blutfett (Cholesterin), auch nicht der Bluthochdruck (alles sind nur Zeichen der katabolen Stoffwechsellage), auch nicht die Chlamydien, sondern einzig und allein der Entzündungs-Stoffwechsel an der Gefäßinnenhaut, der überhaupt erst die Voraussetzung für derartige Veränderungen schuf, welcher durch einen Kohlenhydratabusus hervorgerufen wurde!

Nur eine ausgewogene, naturbelassene Kost kann gesundheitsfördernd wirken

Diese Erkenntnisse haben wir ebenfalls *Prof. Schole* zu verdanken. Für die Gesunderhaltung ist es deshalb nicht notwendig, den Verzehr von Fetten zu senken (wenn er nicht exzessiv betrieben wird), sondern primär den Genuß bestimmter Kohlenhydrate drastisch zu reduzieren. Nur eine ausgewogene, naturbelassene Kost kann gesundheitsfördernd wirken und damit den Stoffwechsel entlasten.

Damit nun Anpassungsvorgänge in der richtigen Weise erfolgen können, müssen die Steuerbefehle der Hormone umgesetzt werden. Sämtliche chemischen Reaktionen laufen an Membranen in der Zelle ab, wozu aber nicht nur die Zell- oder Kernmembran gehören, sondern in erster Linie die Membranen der Mitochondrien. Hierbei handelt es sich um hoch-

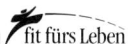
spezialisierte Fabriken im Kleinformat, in denen ganz unterschiedliche Abläufe stattfinden können.

Hier kann je nach Anforderung ATP aufgebaut werden, jener universelle Energieträger, der auf Abruf Photonen freisetzen kann. Oder es werden überwiegend Baustoffe erzeugt. Dies geht immer unter erhöhtem Verbrauch von Energie (ATP, Photonen) vonstatten. Die Baupläne für sämtliche zu produzierenden Baustoffe liegen in der DNS unter Verschluß. Erst durch die entsprechende Stoffwechselsteuerung werden diese freigegeben (Genexpression) und umgesetzt.

F. A. Popp (siehe Kapitel 2) haben wir es zu verdanken, daß Licht in das Dunkel gekommen ist und realistische Vorstellungen existieren von diesen Abläufen. Offenbar werden nach erfolgter Stoffwechselregulation über laserartige Impulse der DNS die erforderlichen Enzym-Zusammensetzungen aufgebaut.

Enzyme sind die Arbeiter für alle chemischen Reaktionen der Zelle. Sie sind die Vermittler, damit sich bestimmte Atome oder Moleküle miteinander verbinden können. Sie wirken beschleunigend auf diese Umwandlungsprozesse. Es gibt katabol wirkende und anabol wirkende. Je nach Stoffwechsellage müssen nun mehr von der einen oder mehr von der anderen Sorte freigesetzt werden.

Bevor sich ein Atom oder Molekül mit einem anderen verbinden kann, müssen die Elektronen der äußeren Schalen aktiviert (angeregt) werden. Dies geschieht unter Aufnahme von Photonen, also Energie, wodurch höhere Umlaufbahnen erreicht werden können. Über den Austausch von Elektronen (Oxydation oder Reduktion) entstehen neue Stoffverbindungen.

Enzyme sind die Arbeiter für alle chemischen Reaktionen der Zelle

47

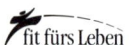
Ergänzend sei noch erwähnt, daß sich um die geladenen Teilchen herum elektrische Felder aufbauen, die über Abstoßung oder Anziehung bestimmte Reaktionen begünstigen.

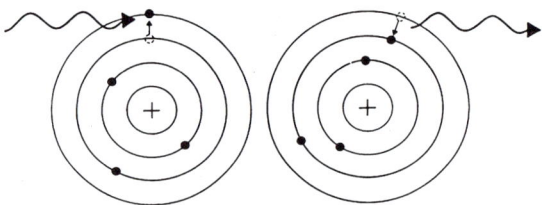

Energieübertragung durch Photonen

Die DNS kontrolliert und steuert alle Vorgänge in der Zelle

Dies alles darf natürlich nicht zufällig geschehen, sondern nur ganz geordnet. Dazu ist eine hohe Kohärenz erforderlich (Gleichmäßigkeit der Schwingungen), die nur von einem Laserstrahl erreicht wird. Und eben genau das finden wir bei unserer DNS, die alle Vorgänge in der Zelle kontrolliert und steuert. Dazu muß sie sich allerdings immer wieder selbst mit Photonen aufladen (Hohlraumresonator). Sie braucht also ständig Licht. Dies kann direkt von außen kommen oder über die Nahrung.

Wenn wir uns dabei die unterschiedlichen Wellenlängen des Lichtes anschauen, die den einzelnen Farben entsprechen, dann zeigt sich, daß diese genau den Abmessungen der verschiedenen Zellbestandteile entsprechen:

Infrarot —————————	**gesamte Zelle**
Grün—————————	**Zellorganellen**
Blau—————————	**Biomoleküle**
UV-Licht—————————	**DNS**

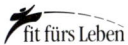
Was hat das für eine Bedeutung, ist es Zufall? *Popp* sagt, Leben entspringt dem Treffpunkt von Licht und Schall. Beide Wellen breiten sich senkrecht zueinander aus und bilden durch Reflexion im Organismus stehende Wellen.

Wie folgende Abbildung zeigt, kann die Zelle (wie die DNS) als ein Hohlraumresonator aufgefaßt werden, bei dem sich die sogenannten »Wellenknoten« im Bereich der Membranen befinden.

Licht wird entweder von außen oder über die Nahrung von unseren Zellen aufgenommen

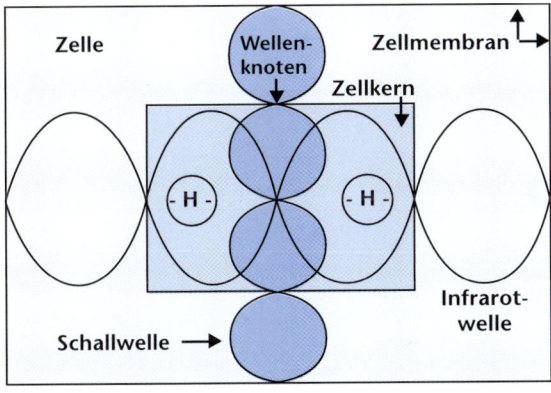

Zelle als Hohlraumresonator

Die Homogenität (Gleichförmigkeit) eines Gewebes wäre damit erklärbar, denn wie sonst sollten beispielsweise Leberzellen wissen, daß sie sich alle in gleicher Größe symmetrisch anzuordnen haben? Dazu ist ein übergeordnetes Feld notwendig, das praktisch ein energetisches Abbild des Gewebes darstellt. Die Lichtkomponente muß aber ständig angeregt werden, wie der Schall.

49

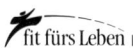
Licht und Matrix

Ein Lichtstrahl kann niemals anhalten, er breitet sich bis in die Unendlichkeit aus

Bekanntermaßen kann man Licht als Korpuskel (Energiequant) oder als Welle auffassen. Quanten schwingen in der Längsrichtung (longitudinal), Wellen hingegen senkrecht dazu. Beiden Zuständen gemeinsam ist, daß es keine Ruhe gibt, sondern ständiges Schwingen und damit auch Ausbreitung (mit Lichtgeschwindigkeit). Ein Lichtstrahl kann niemals anhalten, ebensowenig eine Welle. Diese breitet sich ebenfalls bis in die Unendlichkeit aus – allerdings nur solange, bis sie auf eine resonanzfähige Struktur trifft.

Resonanz heißt wörtlich »Wiedererklingen« (von lat. *resonare*). Dies kennen wir von der Musik. Wenn nun so ein Lichtstrahl mit einer bestimmten Frequenz (Farbe) auf eine Körperstruktur trifft, die in den Abmessungen ihrer gesamten oder auch nur halben Wellenlänge entspricht und mitschwingen kann, d.h. den Impuls der Welle aufnehmen kann, dann verschwindet die Welle, und ein Quant (Photon) als kleiner Lichtblitz wird frei.

Auf diese Weise wird Energie auf Materie übertragen (und gleichzeitig noch Information, da nur ein ganz spezieller Teil des Organismus angeregt wird). Information heißt wörtlich »In-Form-bringen«. Dazu ist aber immer ein (geistiger) Bauplan nötig, von dem die Information abgerufen und umgesetzt wird. Dies geschieht auch im Organismus auf derartige Weise, wobei Information immer nur als Schwingung übertragen werden kann.

Es gibt im menschlichen Körper sogar spezielle Strukturen, die so aufgebaut sind, daß sie richtiggehende Empfangsstationen für die unterschiedlichsten Lichtfrequenzen (Farben) darstellen. Diese Strukturen befinden sich in der Matrix, dem weichen Bindegewebe, was eine besondere Funktion erfüllt.

50

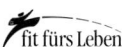

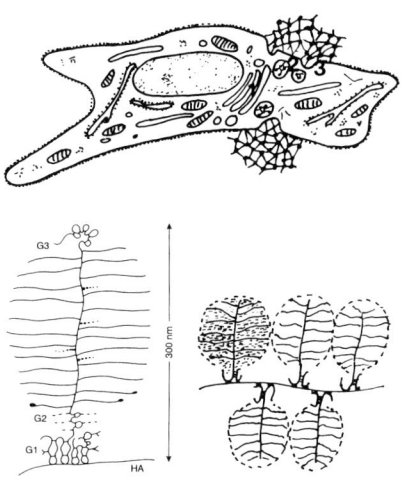

Struktur und Synthese der PG/GAGs *(aus: H.Hei-*
ne, Lehrbuch der Biologischen Medizin, 2.Aufl., Hippo-
krates, Stuttgart 1997)

Diese wie Blätter oder Bäumchen aussehenden Formationen
dienen speziellen Aufgaben des Organismus und stellen einen besonderen Informationsspeicher dar. Zwischen den La-
mellen befindet sich kristallines Wasser, das Informationen
(speziell modulierte Schwingungen) über lange Zeit speichern kann. Das Licht ist offenbar notwendig, um die Eigen-
schwingung des Systems immer wieder durch Energieauf-
ladung zu verstärken.

Wenn man sich vorstellt, daß etwa 85% der Gesamtzellmasse
zur Matrix gehören, dann zeigt sich hieran, daß wir Licht-
menschen sind und durch und durch von Licht durchflutet
sind, dieses aber auch ständig zur Erneuerung benötigen.

Wir sind Licht-
menschen, die das
Licht ständig zur
Erneuerung benötigen

51

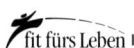

Die Matrix weist insgesamt einige Besonderheiten auf. Sie durchzieht den gesamten Organismus und alle Organe. Ihre ausfüllende stützende Funktion kann als kleiner Nebeneffekt verstanden werden. Tatsächlich kann sie als eigenständiges Organ aufgefaßt werden, das einheitlich reagiert und eigenen Gesetzen unterworfen ist.

Seit den fünfziger Jahren wird intensiv daran geforscht, zunächst von *Prof. Pischinger* und seinen Schülern in Wien, inzwischen auch in Deutschland durch *Prof. Heine*. Die Matrix wird in Fachkreisen deshalb auch als »Grundregulationssystem nach Pischinger« bezeichnet.

Der Grundaufbau dieses Systems besteht aus einem hochnegativ geladenen Polyglykannetz (aus Zuckermolekülen bestehend), das von den Bindegewebszellen erzeugt (vergl. Abb. S.51) und als Molekularsieb bezeichnet wird. Hier sind verschiedene Strukturen eingelagert – Lymphgefäße, Nervenendigungen, Blutkapillaren und Abwehrzellen.

Die Überträgerstoffe der Nerven (Serotonin, Noradrenalin usw.) werden je nach Anregungszustand des Organismus in das System ausgeschüttet, wodurch eine gezielte Steuerung und Beeinflussung als örtlicher Anpassungsvorgang erreicht wird. Die feinen Verzweigungen der Blutgefäße (Kapillaren) schütten ihren Inhalt frei in dieses Molekularsieb hinein (deshalb der Name). Die Schlacken und Abfallprodukte der Zellen werden in umgekehrter Richtung ebenfalls in diesen Raum ausgeschüttet und über die Lymphe abtransportiert.

Die Matrix ist die Amme der Organzellen

Die Matrix kann deshalb als die Amme der Organzellen verstanden werden. Sie hat eine schützende, versorgende, entsorgende und steuernde Funktion, ohne die unsere Organzellen nicht existieren könnten. Die Nahrungsbestandteile gelangen nicht direkt zu den Organzellen, sondern werden

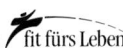
durch Diffusion hintransportiert, weshalb das Molekularsieb der Matrix auch als Transitstrecke bezeichnet wird.

Problematisch wird es natürlich dann, wenn sich sehr viele Schlacken in dem Molekularsieb ansammeln, sehr wahrscheinlich auch noch jede Menge an Giftstoffen. Dadurch werden die Eigenschaften dieses Systems erheblich verändert. Es kommt zu Verhärtungen (Gelosen) und einem erschwerten Stofftransport mit allen nachteiligen Folgen für die Organzellen (Substratverarmung). Nur über eine intensive Ankurbelung des Stoffwechsels kann hier Einhalt geboten werden.

Das Licht ist nun offenbar ein ständig notwendiger stimulierender Faktor in diesem System, welches eigenen Gesetzen gehorcht. Sämtliche Belastungen des Organismus müssen über die Matrix verarbeitet und beantwortet (ausreguliert) werden. Krankheiten werden immer nur in diesem Bindegewebsraum ausgefochten in Form von Entzündungen, niemals in den Organzellen. Wir finden diese Zellen (Fibrozyten) deshalb überall im Organismus. Sie haben die Fähigkeit, sich zu völlig unterschiedlichen Zellarten umzuwandeln, je nachdem, was gebraucht wird. Sie opfern sich auch oftmals selbst, um beispielsweise eine starke Übersäuerung des Gewebes abzufangen.

Die Matrix stellt also im Grunde genommen den Dreh- und Angelpunkt für sämtliche Veränderungen und Reaktionen im Körper dar. Es ist deshalb nicht verwunderlich, daß gerade hier spezielle Strukturen geschaffen wurden, um besonders viel Energiequanten durch Resonanz direkt aus dem Licht zu erhalten, ohne den Umweg über die Nahrung.

Die Matrix ist allerdings auch besonders gefährdet, da in diesem Bindegewebe, das so viele lebensnotwendigen Funktionen erfüllen muß, sehr viele Schlacken und Umweltgifte ein-

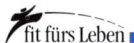
gelagert werden, die den Stoffwechsel und die Steuerfunktionen erheblich behindern können. Dies tritt insbesondere dann ein, wenn Energiemangel vorliegt durch zu geringe Zahl an verfügbaren Photonen. In diesem Falle laufen alle Aktivitäten auf Sparflamme, auch die Entgiftung selbst, wodurch sich eine Negativspirale in Gang setzt.

*) Literaturtip:
Dr. Michael L. Culbert,
»CFS - Das chronische
Müdigkeitssyndrom«.
Waldthausen Verlag

Durch den Mangel an ATP kann das Zellpotential, das normalerweise -70 bis -90 mV beträgt, nicht mehr aufgebaut werden. Dadurch verlangsamt sich der Stoffwechsel noch mehr, was letztlich zu einem Energiedefizit-Syndrom führt, was in die Medizin unter dem Namen »Chronisches Müdigkeitssyndrom« (CFS) eingegangen ist*.

Es sind aber nicht nur die Steuervorgänge der Matrix betroffen, wenn Energiemangel herrscht. Auch die anderen Regel- und Steuerebenen sind auf eine ausreichende Energiezufuhr angewiesen. Wir unterscheiden insgesamt 7 Ebenen, wie die folgende Schilderung zeigt:

1. Feldkommunikation (Teilchen, Atome, Moleküle)
   Informationstransfer durch Photonen
2. Laserimpulse der DNS (Einzeller, Zellverbund)
   Informationstransfer durch Photonen
3. Meridiansystem (Gewebe, Organismus)
   Informationstransfer durch Photonen
4. Archaisches Nervensystem (Regener.-Degen., Biorhythmus) Informationstransfer durch Photonen
5. Hormonsystem (Empfindung, Emotionen)
   Informationstransfer durch Photonen
6. Hochentwickeltes Nervensystem (Intellekt)
   Informationstransfer durch Photonen und Phononen
7. Psyche (Bewußtsein)
   Informationstransfer durch Photonen via Hormonsystem

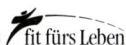

Im Organismus arbeiten immer mehrere Ebenen miteinander, die über Schnittstellen gekoppelt sind. Kommt es zu Blockaden auf einer Ebene, hat dies Auswirkungen auf andere, da eine Kompensation nur durch Verlagerung möglich ist. Das erfordert aber wiederum einen höheren Energiebedarf.

Zusammenfassend kann festgestellt werden, daß der zentrale Dreh- und Angelpunkt die ausreichende Versorgung mit Energie(quanten) ist, was durch die Photonen der Nahrung oder durch direkte Lichtaufnahme gesichert werden muß. Defizite führen nach und nach zu einem Vitalitätsverlust, der sich in verschiedenen Bereichen des Organismus gleichzeitig zeigt: Das Membranpotential der Zellen kann nicht mehr aufgebaut werden. Dadurch erlahmt der Stoffwechsel, der eigentlich Energie in Form von ATP-Molekülen bereitstellen sollte. Die Zellen können nicht mehr ausreichend entgiften, was den Substratumsatz behindert und obendrein eine Steuerung der Gewebsprozesse unmöglich macht. Das Gewebe wird funktionslos, wodurch die Gefahr einer Entartung (z.B. Krebs) wächst. Beginnen tut letztlich alles mit dem Mangel an Photonen. Aus diesem Grunde bedeutet Gesunderhaltung wesentlich mehr, als heutzutage propagiert wird.

Ein Mangel an Photonen kann Krankheiten hervorrufen

Wir müssen insgesamt 6 Punkte beachten, die alle an die Existenz der Photonen gebunden sind.

Psychohygiene	(Lenkung der Energie = Licht)
angepaßte Ernährung	(Energie und Ordnung = Licht)
genügend Bewegung	(Stoffwechselaktivier. = Licht)
ausreichend Sauerstoff	(Oxydation, Energie = Licht)
vitales Wasser	(Informationsspeicher = Licht)
natürliches Licht	(Photonen als Universalenergie)

Die sechs Pfeiler der Gesunderhaltung

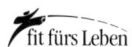
Bei den Photonen handelt es sich also um eine Universalenergie, die unseren Organismus nicht nur am Leben hält, sondern auch für dessen Steuerung, Regeneration und Strukturerhaltung sowie seelisches Wohlbefinden verantwortlich ist.

Wir sollten uns möglichst täglich eine Stunde im Sonnenlicht aufhalten

Die erste Maßnahme bei einem Kranken sollte deshalb eigentlich nicht ein Medikament sein, sondern primär die Lichtzufuhr, aber von natürlichem Licht! Eine Medizin kann auch nur dann wirken, wenn noch Stoffwechselaktivitäten vorhanden sind, und diese sind an die Grundenergie gebunden. Besser ist aber natürlich immer die Vorbeugung. Deshalb sollte es eine feste Gewohnheit sein, täglich etwa 1 Stunde spazierenzugehen. Wenn aber das Wetter schlecht ist oder der Himmel wolkenverhangen, dann reicht diese Lichtintensität nicht aus. Hier muß auf künstliche Lichtquellen mit natürlichem Spektrum zurückgegriffen werden, die dem Sonnenlicht nachempfunden sind.

Wenn man bedenkt, daß die chronischen Krankheiten heute etwa 3/4 aller Erkrankungen ausmachen (früher war es genau umgekehrt), die Tendenz steigend ist und obendrein immer mehr unklare Erkrankungen auftreten, auch bei jungen Menschen, die in keinem Lehrbuch stehen, dann scheint etwas an unserem Körperverständnis falsch zu sein. Wenn aber gleichzeitig verglichen wird, was heute (nicht) getan wird, um in unserer Streßgesellschaft sinnvolle Schutzmaßnahmen aufzubauen, dann versteht man diese Entwicklung besser. Unter Energie können sich die meisten nichts Richtiges vorstellen. Die meisten Wissenschaftler klammern am Substanzdenken, an der Vorstellung von *Newton*, daß der Mensch eine Maschine darstellt mit beliebig auswechselbaren Teilen. Daß sich aber auch die Teile einer Maschine nur durch Energiezufuhr bewegen, wird geflissentlich übersehen. Jeder weiß, daß ein Auto nicht anspringt, wenn die Batterie leer ist. Für den Menschen scheint das offenbar nicht zuzutreffen.

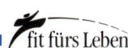

4. Künstliche Energie contra Sonnenenergie

In den vorigen Kapiteln haben wir uns vor allem damit beschäftigt, welche Auswirkungen Licht und Farben der Sonne für das Leben auf der Erde beziehungsweise auf die menschliche Gesundheit haben. In diesem Kapitel werden wir uns den Eigenschaften von künstlicher Energie und Beleuchtung zuwenden, besonders drei grundlegenden Unterscheidungsmerkmalen zur Sonne: der Monotonie des künstlich erzeugten Lichtes, dem Elektrosmog und den unterschiedlichen Spannungsverhältnissen.

Kunstlicht – eine einseitige Diät

Natürliches Sonnenlicht ist abwechslungsreich und wechselt ständig seine Schattierungen. Vom Morgengrauen bis zum Abendrot variiert es in unzähligen Farbschattierungen, die jeweils unterschiedliche Reaktionen im Organgeschehen auslösen. Normale Raumbeleuchtung strahlt den ganzen Tag die gleichen Farben aus; sie ist monoton.

Wenn Sie sich vorstellen, daß Licht ein Ton ist, dann ist künstliches Licht so, als ob Sie immer den gleichen Ton hören müßten. Das Vorstellungsvermögen wehrt sich allein schon beim Gedanken an einen solchen Dauerton. In bezug auf Licht muten wir uns ähnliches ständig zu. Und natürlich reagiert der Körper mit entsprechendem Streß darauf. Die Natur kennt keine Monotonie. Sie bietet Abwechslung und Vielfalt; eine Melodie aus unzähligen Tönen, von denen jeder einzelne bestimmte Organimpulse gibt. Um gesund zu bleiben, brauchen wir das ganze Lichtorchester, das die Natur uns vorspielt.

Zum Beispiel hat das Licht von Glühbirnen mit Glühfäden aus Wolfram gegenüber dem Sonnenspektrum einen hohen Gelb- und Rotanteil, aber ihm fehlt der gesundheitlich wichtige UV-Bereich. Leuchtstoffröhren sind von ihren Lichtanteilen her

Natürliches Sonnenlicht ist abwechslungsreich und wechselt ständig seine Schattierungen

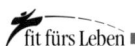
sehr unterschiedlich; bei vielen fehlen die einen oder anderen Spektralbereiche. Generell produzieren sie Helligkeit über fluoreszierende Substanzen. Ihr Licht erscheint meist als ein klares helles Weiß, tatsächlich ist aber ihr Spektrum verzerrt. Deshalb sind diese Lampen – abgesehen vom reinen Beleuchtungsseffekt – kein Ersatz für natürliches Licht. Im Gegenteil: Ihre monotone, gleichbleibende Helligkeit stört die natürlichen chronobiologischen Rhythmen, so daß dem Körper einerseits wichtige Impulse fehlen, er aber andererseits ein Zuviel an einseitiger Information erhält. Mit einem Spektroskop lassen sich solche Unterschiede im Lichtaufbau gut erkennen.

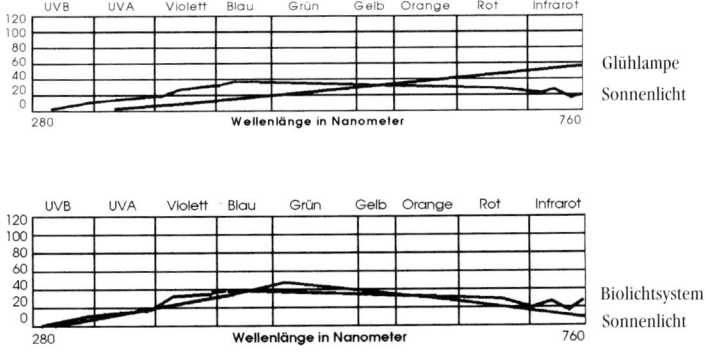

Die verschiedenen Lichtverläufe

Elektrizität produziert Abfälle

Immer, wenn wir den Lichtschalter andrehen, um unsere Glühlampen oder Neonröhren einzuschalten, werden wir automatisch mit einem unerwünschten gesundheitsschädlichen

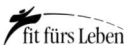
Abfallprodukt überschüttet: dem Elektrosmog, der überall dort entsteht, wo künstliche Elektrizität produziert, transportiert und verbraucht wird. Das Wort »Smog« beinhaltet eine Zusammenziehung der englischen Worte »fog« (Nebel) und »smoke« (Rauch), und es wird benutzt, um »dicke Luft« bzw. gesundheitsgefährdende Luftbelastungen durch Abgase bei extremen Wetterlagen zu beschreiben. »Elektrosmog« sind Strahlenbelastungen, die durch künstlich erzeugte elektromagnetische Felder entstehen und sich als unsichtbare Umweltbelastung überall dort aufbauen, wo es Strom gibt.

Man muß zwischen natürlichen und technisch erzeugten elektromagnetischen Feldern unterscheiden

Elektromagnetische Felder entstehen durch Entladungen, die als Ausgleich immer dann auftreten, wenn positiv und negativ geladene Teilchen zusammentreffen – sie sind ein völlig normaler Prozeß. Quasi in Miniaturausgabe spüren wir manchmal den Aufbau eines solchen Feldes körperlich: zum Beispiel dann, wenn wir beim Anfassen einer Türklinke einen Schlag bekommen oder wenn sich beim Pulloverausziehen plötzlich die Haare aufstellen.

Wie wir an den Beispielen von Türklinke und Pullover gesehen haben, entstehen elektromagnetische Felder dort, wo es elektrisch geladene Teilchen gibt, und die wiederum gibt es überall auf dieser Erde. Grundsätzlich ist zu unterscheiden zwischen natürlichen Feldern – bekannt sind z. B. das Erdmagnetfeld oder Gewitterfelder – und solchen, die technisch erzeugt sind. Natürliche Felder sind etwa 10.000 bis 1.000.000 mal schwächer als technisch verursachte, und sie stehen mit den biologischen Abläufen in Analogie, denn der Mensch ist ja im Prinzip ein »elektrisch funktionierendes Wesen«: Alle biologischen Prozesse sind erst durch Energie möglich, je Sekunde laufen cirka eine Billion solcher Prozesse im Körper ab; das Erlöschen dieser Energie bedeutet Tod.

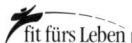
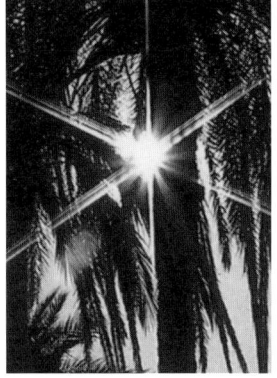

Die Gefährlichkeit des Elektrosmogs hängt mit zwei Faktoren zusammen: Zum einen mit der Größe und Dichte der sich künstlich aufbauenden elektromagnetischen Felder, die von Hochspannungsleitungen, Haushaltsgeräten, Computern, Handys, Elektroheizung, Maschinen, elektrischen Leitungen, Schienenverkehr, Sendeanlagen etc. verursacht werden. Zum anderen wirkt sich ausgerechnet die niedrige Wechselspannung, mit der der Strom transportiert wird, verhängnisvoll auf die körpereigene Bioelektrik aus. Um diese Zusammenhänge besser verstehen zu können, werden wir uns zunächst etwas mit dem Aufbau von elektromagnetischen Felder beschäftigen:

• **Wechselfelder**
Sie schwingen in einem festen Rhythmus hin und her. Die Anzahl ihrer wechselnden Schwingungen/Sekunde wird in Hertz (Hz) angegeben. Sie unterteilen sich in niederfrequente (0-30.000 Hz) und hochfrequente Bereiche (30.000-300 Mrd. Hz). Unsere normale Stromversorgung hat eine Wechselspannung von 50 Hz, d.h., daß die Schwingung 50 mal in der Sekunde zwischen positivem und negativem Pol hin- und herschwingt.

• **Niederfrequente magnetische Felder**
entstehen durch bewegte, elektrisch geladene Teile (Strom) und werden in Mikrotesla (mT) gemessen. Sie verschwinden, wenn ein elektrisches Gerät ausgeschaltet wird, ihre Wirksamkeit läßt mit der Entfernung von der Quelle nach. Sie können nicht abgeschirmt werden, und sie durchdringen fast alle Materialien – auch den menschlichen Körper. Dort lösen sie sogenannte Wirbelströme (Wechselströme der gleichen Frequenz) aus; unter einer Hochspannungsleitung z.B. verändert sich die Richtung der Körperströme analog zum Takt des Wechselstroms in der Leitung.

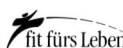
• **Niederfrequente elektrische Felder**
werden durch elektrische Spannungen (elektrisch geladene Teilchen) erzeugt; ihre Maßeinheit ist Volt pro Meter (V/m). Sie können durch elektrisch leitende geerdete Materialien weitgehend abgeschirmt werden. Ein bekanntes Beispiel für diese Abschirmwirkung ist das Auto, das einen Faraday'schen Käfig bildet und deshalb perfekt vor Blitzschlag schützt. Bei elektrischen Geräten fallen die niederfrequenten elektrischen Felder erst zusammen, wenn der Netzstecker aus der Steckdose gezogen wird. Wegen ihrer guten Abschirmbarkeit und weil sie mit wachsendem Abstand von der Quelle abnehmen, scheinen sie, zumindest soweit bisher bekannt, weniger schädliche Einflüsse auf die menschliche Gesundheit zu haben.

• Von **hochfrequent elektromagnetischen Feldern** – Maßeinheit W/m2 – spricht man, wenn elektrische und magnetische Felder untrennbar miteinander verbunden sind. Sie breiten sich wellenförmig aus, können zu Strahlen gebündelt werden (z.B. zur Übertragung von Richtfunk) und schwächen sich über weite Entfernungen ab. Ausschlaggebend für ihre Wirkung auf den menschlichen Körper ist ihre Frequenz.

Je mehr künstliche elektromagnetische Felder uns umgeben, desto mehr Elektrosmog entsteht

Je mehr künstliche elektromagnetische Felder uns umgeben, desto mehr Elektrosmog und desto größer die daraus entstehende gesundheitliche Belastung, die sich mit anderen umwelt- oder persönlich bedingten Streßfaktoren summiert. Da wir auf viele dieser Störfelder – Steigleitungen in Mietshäusern, Transformatoren, Hochspannungsleitungen, Rundfunksender, Telekommunikationsanlagen, Schienenverkehr usw. – so gut wie keinen Einfluß haben, ist es um so wichtiger, im eigenen Umfeld darauf zu achten, die Zahl der Störfelder gering zu halten. Entscheidend ist die Summe der sich addierenden unnatürlichen elektromagnetischen Felder. Zu

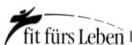
berücksichtigen sind dabei nicht nur die vielen elektrischen Heinzelmännchen im Haushalt, sondern neben den zuvor genannten öffentlichen Faktoren auch die unsichtbaren Verursacher wie z.b. elektrische Steigleitungen, elektrisch betriebene Heizungen, Stand-by-Schaltungen von Computern, Hifi- und TV-Geräten sowie – last but not least – das elektrische Licht in Form herkömmlicher Glühlampen und Neonröhren.

Die Sonne kennt keinen Elektrosmog

Elektrosmog kann Störungen im Zentral-Nervensystem auslösen

Das Leben auf der Erde ist wie eine Antenne auf die kontinuierlich, gleichmäßig fließende Energie der Sonne ausgerichtet. Ohne natürliche elektromagnetische Stimulation könnte kein Mensch leben, kein Hirn denken, kein Herz schlagen und kein Finger fühlen, denn alles Leben ist elektromagnetischer Natur. Die körpereigenen bioelektrischen Vorgänge sind auf die uns umgebenden natürlichen elektromagnetischen Felder programmiert. Aufgrund der Empfangsfähigkeit, die biologische Systeme für elektrische Wellen haben, greifen aber die technisch erzeugten elektrischen nieder- und hochfrequenten Felder genauso stark in die Steuerungsvorgänge ein wie die natürliche Energie. Sie üben im Organismus nachweislich schädliche Reizwirkungen aus. Die Liste der beobachteten Auswirkungen ist lang: Neben subjektiven Empfindungsstörungen (Kopfweh, Schwindelgefühl, Konzentrationsschwäche, Müdigkeit, verlangsamte Reaktionen) löst Elektrosmog neurotrope Wirkungen (z.B. EEG-Veränderungen, Störungen im Zentral-Nervensystem, Schlafstörungen), Beeinträchtigungen des Kreislaufes (EKG-Veränderungen, Blutdruckschwankungen, Herzrhythmusstörungen etc.) aus; er kann bei Embryonen zu Mißbildungen führen und fördert das Krebswachstum. Je höher dabei die Dosis der technisch erzeugten Strahlungen ist, desto schädlicher ist sie.

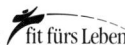
Auch wenn viele Menschen sich der Problematik des Elektrosmogs noch gar nicht bewußt sind oder seine Gefährlichkeit in Frage stellen, ist die schädigende Wirkung eindeutig nachgewiesen. Der Gesetzgeber will die Bürger deshalb durch einen gesetzlich festgelegten Grenzwert (2,5 mW/cm2, festgelegt in DIN-VDE 0848) vor einem Zuviel an schädigenden Strahlen schützen. Leider beruht der vorgegebene Wert jedoch lediglich auf mechanischen Messungen, die eigentlich nur dort Sinn machen, wo es um die Vermeidung von Elektrounfällen – zum Beispiel Verbrennungen – geht. Die feinen molekularbiologischen Prozesse von Zellkommunikation, Stoffwechsel und endokrinem System bleiben in dieser Regelung noch ebenso unberücksichtigt wie der körperliche und geistige Zustand von Mensch und Tier.

Besonders nachhaltig greifen die hochfrequenten Strahlen in das innerzelluläre Geschehen ein. Da sich Leben durch ständige Zellteilung und fortschreitende Differenzierung einzelner Zellen entwickelt, können unter dem Einfluß elektromagnetischer Felder die Zellteilungsaktivitäten gestört und in ihrer normalen Entwicklung beeinträchtigt werden. Besonders nachhaltig schädigen die hochfrequenten Strahlen Zellen, die noch im Wachstum sind, was de facto bedeutet, daß Kinder im Mutterleib und Kleinkinder durch Elektrosmog besonders gefährdet sind. Der Ingenieur *Dr. András Varga* aus Heidelberg, der sich seit Jahren intensiv mit dem Problem des Elektrosmogs befaßt, wies unter anderen nach, daß aus befruchteten Hühnereiern, die einer im Bereich der DIN-VDE 0848 liegenden Strahlung ausgesetzt waren, kein einziges Küken schlüpfte und daß sich auch noch bei einer ziemlich weit darunter liegenden Strahlendosis Mißbildungen entwickelten.

Man geht inzwischen davon aus, daß übermäßige Belastung durch Elektrosmog zu Veränderungen im Erbgut führen kann, daß unter Umständen auch bei menschlichen Embryos

Übermäßige Belastung durch Elektrosmog kann zu Veränderungen im Erbgut führen

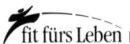

Mißbildungen ausgelöst werden und daß Anlagen für Krebs (bei Kindern vor allem Leukämie) und Tumorwachstum gefördert werden.

Unsere empfindlichen Nervenzellen sind ein weiterer Angriffspunkt für elektromagnetische Felder, was sich durch Untersuchungen mittels EEG (Elektroenzephalogramm) deutlich nachweisen läßt. Die größte Empfindlichkeit der Nerven liegt im Einwirkungsbereich von 50 Hz, also genau da, wo die Schwingungen des üblichen Stroms takten. Das Handy – derzeitiges Lieblingsspielzeug unserer Mobil-Gesellschaft – spielt durch seine gepulste Hochfrequenz-Strahlung im Chor der Elektrosmog-Verursacher übrigens eine besonders unrühmliche Rolle.

Um Elektrosmog zu vermeiden, sollte man die Zahl der Störfelder möglichst niedrig halten

Auch die Zirbeldrüse, die das für unser biologisches System so wichtige Melatonin herstellt, reagiert heftig auf den Elektrosmog: Unter dem Einfluß von Störfeldern hemmt sie die Melatoninproduktion und -freisetzung, was sich (wie wir in Kapitel 3 gesehen haben) äußerst nachteilig auf Gesundheit und Wohlbefinden auswirkt. Zur Gedächtnisstütze hier nur noch einmal die Bereiche, die durch Elektrosmog besonders betroffen sind: Es sind das Immunsystem, die Drüsen, chronobiologische Rhythmen wie Schlafen-Wachen, Menstruation, Aufmerksamkeit, Tumorwachstum etc.

Daß nicht nur Babys und Kleinkinder, sondern auch Menschen, die schon gesundheitlich geschädigt sind, vielen anderen Umweltbelastungen ausgesetzt sind, erhöhten Streß haben oder sich in biologischen Umstellungsprozessen befinden, von den unangenehmen Folgen des Elektrosmogs besonders betroffen sind, braucht sicherlich nicht extra betont zu werden.

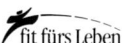
Die Frage ist, was kann der einzelne tun, um in seinem Umfeld so wenig Elektrosmog wie möglich zu haben. Ein wesentlicher Punkt ist, die Zahl der Störfelder niedrig zu halten: Statt des Stand-by-Schalters den Aus-Knopf drücken bzw. das Kabel aus der Steckdose ziehen, auf Anschaffung von Zweit- und Drittgeräten verzichten, Wohnmöbel wie Sofas, Sessel, Tische in größeren Abständen von elektrischen Steig- und Hauptleitungen aufstellen und wenn möglich mit der Hand statt mit elektrischen Haushaltsgeräten arbeiten.

Natürlich erzeugt auch die elektrische Beleuchtung störende Spannungsfelder. Vor allem die derzeit modernen Niederspannungs-Halogenlampen tun sich da als wahre Elektrosmog-Schleudern hervor, weil sich sowohl an den Transformatoren als auch an den Zuleitungen starke Magnetfelder entwickeln.

Trotz aller Elektrosmog-Problematik können wir nicht auf angemessene Raumbeleuchtung verzichten; schon gar nicht in den langen Herbst- und Wintermonaten. Erfreulicherweise bieten sich inzwischen sinnvolle Alternativen zu herkömmlichen Glühbirnen und Leuchtstoffröhren an.

Sonnenlicht fließt, Kunstlicht flackert

Flackerndes Licht löst im Organismus gewaltigen Streß aus

Ein Unterscheidungsmerkmal zwischen künstlicher Beleuchtung und Sonnenlicht ist, daß die Energie des Sonnenlichtes in einem ständigen gleichmäßigen Strom fließt, während das künstliche Licht durch die 50 Hertz-Frequenz des Wechselstroms »flackert«. Sieht man aufmerksam hin, läßt sich das Flackern bis 100 Hz sogar mit dem Auge wahrnehmen. Das Unterbewußtsein registriert aber auch wesentlich schnelleres Flackern, bis ca. 1.000 Hz. Flackerndes Licht löst im Organismus gewaltigen Streß aus: Die rasanten Wechsel greifen in

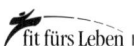
das empfindliche Spannungssystem der eigentlich auf fließende Sonnenenergie programmierten menschlichen Gehirnwellen ein und führen zu Müdigkeit, Konzentrationsstörungen, geistigen Blockaden und zu den bereits beschriebenen gesundheitlichen Belastungen.

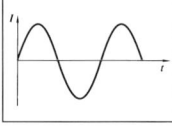 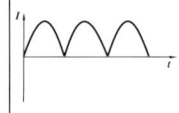 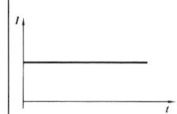

Sinuskurve bei Wechselstrom, 100 Nulldurchgänge pro Sekunde

Nicht geglätteter Gleichstrom, kein 0-Durchgang

Geglätteter Gleichstrom

Bei geglättetem Gleichstrom fließt die Energie auf einem gleichmäßigen Wert

Vergleich von Wechselstrom und Gleichstrom

Wie in der Abbildung zu sehen ist, erfolgt bei geglättetem Gleichstrom keine Schwingung, sondern die Energie fließt sofort auf einem gleichmäßigen Wert. Für die Gesundheit wäre es also optimal, wenn wir diese Energie überall einsetzen könnten.

Das Problem des flackernden Kunstlichtes ist seit längerem bekannt; die Lichtindustrie bietet Alternativen an. Einige Hersteller offerieren bereits Beleuchtungssysteme, durch die das Licht mittels Hochfrequenz-Vorschaltgeräten (EVG) gleichmäßiger fließt. Hier treibt man allerdings den Teufel mit dem Beelzebub aus, weil diese Vorschaltgeräte große elektromagnetische Felder ausstrahlen, was zusätzlichen Elektrosmog bedeutet. Ein anderer Lösungsansatz sind Vorschaltgeräte, die den Wechselstrom in Gleichstrom umwandeln. Sie sind zwar etwas teurer als Hochfrequenz-Vorschaltgeräte, haben aber neben fließendem Licht noch andere Vorzüge, wie bes-

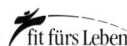
sere Lichtausbeute und – infolge eines wesentlich verringer-
ten elektromagnetischen Störfeldes – kaum Elektrosmog. Das
Störfeld solcher Lampen beträgt weniger als 10 % (etwa 10 bis
12 cm im Umkreis), im Vergleich zu Lampen mit herkömmlichen Vorschaltgeräten, bei denen noch im Umkreis von ungefähr 120 cm gesundheitsschädigende elektromagnetische
Störfelder liegen.

Vollspektrum-Licht mit Gleichstrom-betrieb

Bahnbrechende Forschungsarbeit auf dem Weg zu gesünde-
ren Lichtquellen sind dem Amerikaner *Dr. John Ott* und dem
deutschen Professor *Dr. Fritz Hollwich* zu verdanken. *Dr. Ott*
arbeitet bereits seit den 30er Jahren gemeinsam mit renom-
mierten medizinischen Institutionen an aufsehenerregenden
Licht-Experimenten. Eine seine frühesten Entdeckungen war,
daß Mäuse, die bei künstlichem Licht (rosafarbenen oder
lichtweißen fluoreszierenden Röhren) gehalten wurden, nur
halb so lang lebten und mehr Krankheiten entwickelten als
Mäuse, die unter natürlichem Licht lebten. Die Ergebnisse seiner Studien führten zur Entwicklung einer neuen Leucht-
stoffröhrenart (Vita-Lite), die in Annäherung an das natürliche Sonnenlicht drei Typen ultravioletter Strahlung erzeugen
konnte. Sie war der erste Schritt zu unseren heutigen Vollspektrum-Lampen. Als man das neue Licht in Schulen testete,
stellte sich heraus, daß die Kinder in den Klassenräumen mit
dem alten hellweißen Beleuchtungssystem wesentlich mehr
Unruhe, Konzentrationsstörungen und Erschöpfung zeigten
als die Schüler, deren Klassenzimmer mit Vollspektrum-Licht
ausgestattet wurden. Die Erkenntnisse von *Dr. Ott* sind inzwischen weltweit vertieft und weiterentwickelt worden. *Prof.*
Hollwich in Deutschland konnte 1980 nachweisen, daß sich
bei Versuchspersonen, die üblichem hellen Kunstlicht aus-

Vollspektrum-Licht
erhöht die Konzen-
trationsfähigkeit

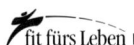
gesetzt waren, Veränderungen im endokrinen System entwickelten, während diese Veränderungen bei dem neu entwickelten Vollspektrum-Licht nicht auftraten. Heute kann als gesichert angesehen werden, daß tatsächlich viele biologische Störungen sowie Verhaltensstörungen in direkter Verbindung mit einer mangelhaften spektralen Zusammensetzung künstlicher Lichtquellen stehen und durch die Umstellung auf Vollspektrum-Beleuchtungssysteme günstig beeinflußt werden können. In Deutschland sind inzwischen entsprechende Produkte verschiedener Hersteller auf dem Markt, die sich allerdings in Qualität (mehr oder weniger Annäherung an das natürliche Sonnenlichtspektrum) sehr unterscheiden. Beim Kauf von Vollspektrum-Lampen sollte man sich deshalb nicht in erster Linie am Preis orientieren, sondern am Lichtspektrum!

Das nach heutigem Kenntnisstand beste – das heißt dem Sonnenlichtspektrum am ähnlichsten – Leuchtmittel ist die sogenannte Truelite-Röhre. Sie wurde mit Unterstützung der NASA entwickelt, nachdem man entdeckte, daß sicherheitsgefährdende Leistungsausfälle und gehäuft auftretende Gesundheitsstörungen amerikanischer U-Boot-Besatzungen die Ursache von Sonnenlicht-Mangel waren.

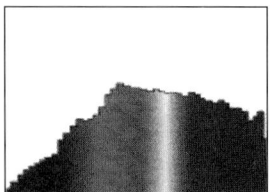

Spektrum des natürlichen Sonnenlichts

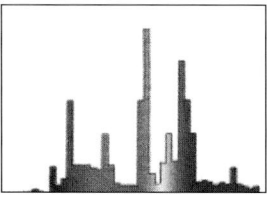

Spektrum einer herkömmlichen Dreibanden-Leuchtstoffröhre

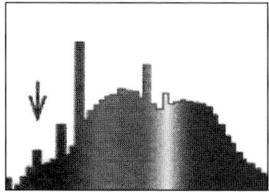

Spektrum der Truelite-Röhre

Licht-Spektren

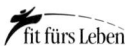
Das Truelite-Licht entspricht zu 96% dem Spektrum der Sonne. Es enthält alle Farbanteile des natürlichen Sonnenlichtes, eben auch die richtig dosierten gesundheitswichtigen UV-A-, UV-B- und Infrarotstrahlen. Auch Lichtstärke, Schattenbildung, Farb- und Kontrastwiedergabe entsprechen, anders als bei herkömmlichen Lampen, dem natürlichen Tageslicht. Durch ein neuartiges elektronisches Vorschaltgerät wird der gesundheitsschädliche niederfrequente 50Hz-Wechselstrom auf Gleichstrom umgeschaltet: Es entsteht – statt des üblichen Flackerlichtes – ein gleichmäßiger, wohltuender Lichtfluß; die Lichtausbeute wird wesentlich gesteigert und der Elektrosmog auf ein Minimum reduziert.

Die guten Erfahrungen mit dem Vollspektrum-Licht haben dazu geführt, daß inzwischen nicht nur alle amerikanischen Polaris-U-Boote damit ausgerüstet sind, sondern daß es auch in Krankenhäusern, Sanatorien, Schulen, Universitäten, Fabriken, aber auch an vielen Arbeitsplätzen und in Privaträumen als normale Ganztagsbeleuchtung eingesetzt wird. In Amerika ist es sogar als Medizinprodukt registriert und wird in vielen Therapien, zum Beispiel der Behandlung von Winterdepression, Neugeborenengelbsucht, Schlafstörungen, Hautkrankheiten etc. eingesetzt. Auch in Deutschland haben sich in den letzten Jahren viele Gesundheitseinrichtungen, Hotels, Unternehmen und Haushalte auf das naturnahe, gesundheitsfördernde und energiesparende Licht umgestellt. Leider sind Truelite-Leuchtsysteme bisher kaum in normalen Beleuchtungsgeschäften erhältlich, Sie finden aber im Anhang (Seite 125) entsprechende Bezugsquellen für Deutschland, Österreich und die Schweiz.

Das Truelite-Licht entspricht zu 96 % dem Spektrum der Sonne

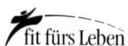

Sonnenlichtanaloge Lichtsysteme

Biolichtsysteme simulieren den natürlichen Rhythmus der Sonne

Gegenüber herkömmlichen Glühlampen und Leuchtstoffröhren bietet ein weitgehend dem Sonnenlicht entsprechendes Vollspektrum-Licht wesentliche Vorzüge. Im Vergleich zur natürlichen Sonne fehlt ihm allerdings noch eine wichtige Komponente: die Licht- und Farbwechsel des Tagesablaufs, die, wie wir erfahren haben, vor allem für die chronobiologischen Zusammenhänge von großer Bedeutung sind.

Der deutsche Lichtexperte *Heinrich Wendel* lernte die von der NASA entwickelte Vollspektrum-Leuchtstoffröhre Anfang der 80er Jahre kennen und setzte sie zur Behandlung seines Diabetes mellitus ein. Da er bereits die Wirkungen des natürlichen Sonnenkreislaufs auf das endokrine System kannte, störte ihn, daß das Licht der von ihm verwendeten Leuchte monoton, d.h. von morgens bis abends gleich war. Er versprach sich eine noch bessere Wirkung von einem Licht, das zusätzlich den natürlichen Rhythmus der Sonne simulieren konnte. Die Frucht seiner Arbeit war ein genial ausgetüfteltes Reflektorensystem, das in einem 12-Stundenrhythmus den kompletten Sonnenkreislauf nachvollzieht: vom Rot-Gold des Sonnenaufgangs, über das silberne Mittagslicht bis hin zum Gold-Rot der Abendstimmung. Schon während der ersten Versuche mit dem ergänzenden Reflektorsystem stellte *Heinrich Wendel* fest, daß sich seine Blutzuckerwerte deutlich besserten, was ihm zeigte, daß er mit seiner Arbeit auf dem richtigen Weg war.

70

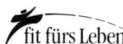
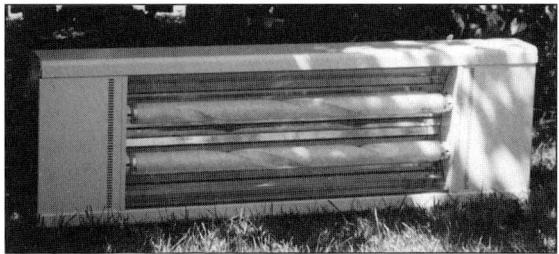

Sonnenlichtanaloges Lichtsystem

Das Bio-Lichtsystem in seiner heutigen Form ist eine weitestgehende Nachahmung des natürlichen Sonnenlichtes; es weist das komplette Farbspektrum (UV-A + B, Regenbogenfarben bis Infrarot) auf, ändert die Farbtemperatur und die Helligkeit; der Lichtstrom fließt kontinuierlich. Zudem produziert es 90 % weniger elektromagnetische Streustrahlung und hat eine höhere Energieausbeute.

Das sonnenlichtanaloge Lichtsystem zeigt seine Wirkung nicht nur unterstützend bei konventionellen Therapien – oft können Medikamente (zum Beispiel Insulin, Antidepressiva, Schmerzmittel) nach kurzer Zeit reduziert werden – sondern auch bei nicht-medikamentösen Behandlungen wie in der Psycho- und Physiotherapie. Im Gegensatz zu anderen Formen der Lichttherapie, bei der meist bestimmte Körperregionen »bestrahlt« werden, hat das Bio-Licht eine ganzheitliche Wirkung. Es gehört zu den sog. Regulationstherapien (wie z.B. die Homöopathie), was bedeutet, daß es die Selbstheilungskräfte des Körpers aktiviert. Es reguliert das durch Mangel an natürlichem Licht im Zellsystem entstandene Ungleichgewicht, stellt die gestörte Zellkommunikation wieder her und regt das körpereigene Reparatursystem bis hin zur Genebene an. Es heilt, indem es die natürliche Ordnung im Körper wiederherstellt.

Das sonnenlichtanaloge Lichtsystem wirkt unterstützend bei verschiedenen Therapien

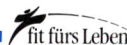

5. Lichttherapie historisch gesehen

Heilung durch Licht zählt zu den ältesten Therapien der Menschheitsgeschichte: Sonnenanwendungen waren bei den alten Ägyptern, Griechen und Römern ebenso verbreitet wie bei den Indianern Nord- und Mittelamerikas. Der griechische Arzt *Hippokrates* empfahl sogar, Wohnhäuser an Osthängen zu bauen, damit der Sonnenaufgang miterlebt werden kann. Obwohl ihnen die wissenschaftlichen Erklärungen dafür fehlten, wußten die Menschen der Antike aus Erfahrung, daß Licht heilt. Leider verlor sich in Europa ein großer Teil dieses Erfahrungswissens in den ersten Jahrhunderten unserer Zeitrechnung dadurch, daß die christliche Kirche alles verbannte, was an heidnische Sonnenkulte erinnern konnte. Das wenige erhaltene Wissen versank dann spätestens in der dunklen Zeit des Mittelalters – in den Scheiterhaufen der Hexenverbrennungen.

Bereits die Menschen der Antike wußten, daß Licht heilt

Kleine Chronologie der Sonnenlichtbehandlung

Erst um die Mitte des 17. Jahrhunderts begann man wieder, sich mit Natur und Sonne auseinanderzusetzen. Den Anfang machte 1750 *J. Rousseau* in Frankreich mit dem Aufruf an alle Bürger, frische Luft und Sonnenschein zu suchen, bekannt geworden unter dem Stichwort »zurück zur Natur«. 1796 schreibt die Universität Göttingen einen Preis für die beste Abhandlung über die Wirkung von Licht auf den menschlichen Körper aus. Die prämierte Arbeit nahm die Beschreibung der Zusammenhänge zwischen Sonne und Rachitis voraus. Einen Zusammenhang zwischen Licht- und Luftmangel und Krankheiten wie Rheumatismus, Skorbut, Rachitis beobachtete der französische Arzt *Lachaise* bereits 1820.

Die in der Mitte des vorigen Jahrhunderts einsetzende industrielle Revolution brachte nicht nur technische Fortschritte,

73

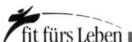
sondern auch soziales Elend und damit die Verbreitung neuer Volksseuchen (z.B. Rachitis und Tuberkulose), mit denen es sich auseinanderzusetzen galt.

Die Heilkraft der Sonne wurde wiederentdeckt

Die Heilkraft der Sonne wurde wiederentdeckt. Die Jahre zwischen 1850 und 1890 brachten eine Vielzahl von Erkenntnissen über die Wirkung des Lichts: Zum Beispiel berichtete der Franzose *H. Lebert* über die positiven Einwirkung von Sonnenlicht auf Hautgeschwüre und Tuberkulose und erhielt dafür den Preis der französischen Akademie für Medizin. Die Ärzte *Rollier* in der Schweiz und *Poncet* in Frankreich behandelten Tuberkulose-Patienten mit Sonnenlicht und bauten spezielle Lichtsanatorien an der sonnenbeständigen Riviera. 1876 beschrieb der amerikanische General *A. J. Pleasonton* die besondere Wirkung von blauem Licht zur Stimulierung und Heilung der Körperdrüsen, des Nervensystems und der Ausscheidungsorgane und wies bereits darauf hin, daß der Körper als lebendiges energetisches System durch die Sonne im Gleichgewicht gehalten wird. 1877 wies *Downes Blunt* nach, daß Sonnenlicht Bakterien zerstört. 1877 behandelte der Arzt *Dr. Seth Pancoast* psychisch gestörte Patienten mit durch rote oder blaue Filter geleitetem Sonnenlicht, um ihr inneres Gleichgewicht wieder herzustellen. Zur gleichen Zeit wurde der Nachweis erbracht, daß Sonnenlicht das beste Heilmittel für Rachitis ist – ohne daß die Zusammenhänge zwischen Sonne und Vitamin C im einzelnen bekannt waren. 1892 konnte *Marshal Ward* belegen, daß der ultraviolette Teil des Lichtspektrums die größte antibakterielle Wirkung zeigt. 1899 berichtete in Frankreich ein Schüler von *Poncet, Dr. Millioz*, über Heilerfolge durch Sonnenbehandlung bei tuberkulöser Arthritis und anderen chronischen Krankheiten.

Überall auf der Welt begannen Wissenschaftler, sich mit dem Licht auseinanderzusetzen. Zugleich arbeiteten zwischen

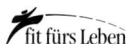

1886 bis 1909 zahlreiche Biologen, Ärzte und Chemiker an der Erforschung der Bakterien; die wichtigsten Stämme wie Milzbrand- und Pest-Bazillen, Tuberkelbakterien, Staphylokokken und Kolibakterien wurden entdeckt und beschrieben. 1903 erhielt der Däne *Nils Finsen* den Nobelpreis für seine Erfolge in der Behandlung von Hauttuberkulose mit ultraviolettem Licht. Sein Hauptwerk ist die Erfindung der »Finsen-Lampe«, die auf dem Prinzip des Kohlelichtbogens basiert. Heute gilt *Finsen* als der eigentliche Begründer der Photobiologie, das ist die Lehre von der Lichtabhängigkeit biologischer Vorgänge, der Einwirkung des Lichtes auf Lebewesen und der praktischen Anwendung von Licht in Biologie und Medizin. 1895 entdeckte der Physiker *Wilhelm Conrad Röntgen* die X-Strahlen, eine bis dahin unbekannte elektromagnetische Strahlenart, heute als Röntgenstrahlen bekannt. Im Bereich der Chemie stellte man 1904 die Verwandtschaft zwischen Cholesterin und Vitamin D fest. Der russische Biologe *Alexander Gurwitsch* forschte 1922 an den Einflüssen des Lichtes auf die biologischen Formbildungsprozesse (Morphogenese); seine Erkenntnisse führten später zur Biophotonenlehre. 1928 entdeckte *Alexander Fleming* das Penicillin, das viele Jahre als Allheilmittel gegen Infektionen gelten wird.

Bis Mitte der 20er Jahre galt die Sonne mit ihrer antibakteriellen Wirkung als allen anderen Therapien überlegen. Zwischen 1909 und 1920 entstanden aufgrund der in Frankreich gemachten Erfahrungen überall in Europa Sonnensanatorien zur Behandlung von Schwindsucht, und auch andere Krankheiten wie Blutvergiftung, Kindbettfieber, Mumps, Asthma, Entzündungen etc. wurden erfolgreich sonnentherapiert.

Bis Mitte der 20er Jahre galt die Sonne mit ihrer antibakteriellen Wirkung allen anderen Therapien als überlegen

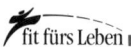
Sonnenlicht läßt sich nicht durch Chemie ersetzen

Winterdepressionen werden erfolgreich durch helles Licht mit hoher Lux-Intensität behandelt

Das neue Wissen über Bakterien und Vitamine sowie die Erfindung des Penicillins leiteten eine Entwicklung weg von der Sonne ein. In der Medizin wurde der Siegeszug der Pharmazie und der künstlichen Strahlen eingeläutet. 1929 wurden dank UV-Licht Erfolge in der Behandlung von bisher tödlich verlaufenden Streptokokken-Infektionen verzeichnet, 1939 erhielt *Domagk* den Nobelpreis für die erfolgreiche Behandlung von bakteriellen Infektionen mit Sulfonamiden. Die Pharmakologie begann für lange Zeit, ihre bis heute ungebrochene Vorherrschaft gegenüber der Sonnentherapie anzutreten. Die Forschungen auf dem Gebiet der Lichtmedizin wurden zwar fortgesetzt, z.b. wies *Hollaender* 1944 nach, daß UV-Licht Grippeviren außerhalb des menschlichen Körpers zerstört, 1976 fand *Heding* heraus, daß UV-Licht auch krebserzeugende Viren inaktivieren und zerstören kann, und seit 1984 werden Winterdepressionen (SAD) erfolgreich durch helles Licht mit hoher Lux-Intensität behandelt. Aber bis auf wenige Ausnahmen beschränkte sich Lichttherapie vorübergehend auf den Einsatz künstlich erzeugter Strahlen bestimmter Bereiche, z.B. des Ultraviolett- und Infrarot-Bereiches.

Wie vieles im Leben, geht auch der Fortschritt manchmal auf kurvigen Wegen, um irgendwann – über neuere Erkenntnisse – wieder zum Ursprung zurückzufinden. Die Errungenschaften der Pharmakologie und Chemotherapie wurden lange Zeit als »Stein der Weisen« angesehen, und tatsächlich gelang es immer besser, mit ihrer Hilfe Infektionskrankheiten unter Kontrolle zu halten. Inzwischen erkennt man allerdings, wie schnell sich resistente Bakterienstämme ent-

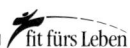
wickeln und welche gefährlichen Nebenwirkungen verschiedene Behandlungsmethoden nach sich ziehen.

Inzwischen ist man dabei, den Weg zurück zum Licht zu finden, wobei die dahin führenden Erkenntnisse weniger von der Medizin als vielmehr von Elektro- und Biophysik, von Photobiologie und Psycho-Neuro-Immunologie ausgehen. Heute liegt die größte Gefahr für die Gesundheit nicht mehr in den Infektionskrankheiten, sondern vielmehr in den chronisch-degenerativen Erkrankungen und in allgemeinen Störungen des physischen und psychischen Wohlbefindens. Und genau auf diesen Gebieten liegt die Einwirkungs- und Heilkraft des Sonnenlichtes. Die neuen sonnenlichtanalogen Lichtsysteme setzen somit die große Geschichte der Lichttherapie fort.

Lichttherapie mit Teilspektrum

Das Bio-Licht ist als eine ganzheitliche Therapie zu verstehen

Im Gegensatz zum relativ neuen Bio-Licht, das über das volle Tageslicht-Spektrum verfügt und als ganzheitliche Therapie zu verstehen ist, arbeiten viele der bisherigen Lichttherapien jeweils nur mit bestimmten Nanometerbereichen, vor allem mit den ultravioletten und den infraroten. Infrarottherapie ist Wärmebehandlung, bei der durch lokale Erwärmung eine bessere Durchblutung des angestrahlten Gewebes erreicht wird. Die Bestrahlung mit infrarotem Licht wird zur schnelleren Heilung von Verletzungen (z.B. Muskelrissen und Bänderzerrungen) angewendet oder häufig per Rotlichtlampe zu Hause, bei Erkältungen. Eine andere Form der Wärmebehandlung, die tiefergelegenes Gewebe anspricht, sind Ultraschall und Kurzwellen-Diathermie[4].

[4]*Die Diathermie ist eine therapeutische Anwendung von Hochfrequenzströmen zur intensiven Erwärmung von Geweben im Körperinneren*

77

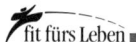
UV-Therapien werden in verschiedenen spektralen Zusammensetzungen angeboten

Unter dem Begriff »Phototherapie« werden Behandlungsformen zusammengefaßt, die entweder mit natürlichem Sonnenlicht, unsichtbarem ultravioletten Licht, mit sichtbarem Blaulicht oder mit Laser arbeiten. Bestrahlungen mit UV-Licht werden häufig bei Hautkrankheiten wie Neurodermitis und Psoriasis (Schuppenflechte) verschrieben, oft in Verbindung mit Kortisonsalben, Teer- oder Sole-Anwendungen. UV-Therapien werden in verschiedenen spektralen Zusammensetzungen, mit unterschiedlichen Anteilen von UV-A- oder UV-B-Strahlen angeboten, wobei man sich über die exakte Wirkung der UV-Strahlen in den unterschiedlichen Nanometerbereichen wohl noch nicht ganz einig ist, denn es sind teilweise unterschiedliche Angaben in der Literatur zu finden. Die aufgeführten nm-Bereiche sollten deshalb eher als Richtwerte betrachtet werden. Bei der »selektiven ultravioletten Phototherapie« (SUP) kommt z.B. nur der langwellige UV-Bereich zwischen 300-320nm zum Tragen, eine UV-AB-Therapie hingegen enthält das gesamt UV-Spektrum von 300 bis 400nm. Viel von sich reden macht seit einiger Zeit auch die Photochemotherapie (PUVA), bei der langwelliges UV-A-Licht mit Psoralen-Präparaten kombiniert wird. Sie wird eingesetzt u.a. bei Hautpilzerkrankungen, Psoriasis und Vitiligo (Weißfleckenkrankheit).

Die Bestrahlung mit selektiven Spektralbereichen hat sich zur Behandlung verschiedener Krankheiten als sinnvoll und hilfreich erwiesen. Leider führt sie in vielen Fällen, besonders bei manchen Hautkrankheiten, nicht zu einer 100%igen Ausheilung, sondern nur zu einer Linderung akuter Schübe. Betrachtet man die engen Zusammenhänge zwischen natürlichem Licht und ganzheitlichem biologischen Körpergeschehen, kann man zu der Vermutung kommen, daß solche Hauterkrankungen lediglich Symptome tieferliegender Störungen sind. Die Beobachtung vieler Therapeuten, die ihre Patienten inzwischen statt mit selektiver UV-Bestrahlung mit Vollspek-

78

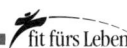
trum-Licht behandeln und dabei ganzheitliche Erfolge erzielen, würde für diese Vermutung sprechen.

Eine andere Art der Lichtbehandlung, die allerdings nicht zu den Phototherapien zählt, wird bei Neugeborenen-Gelbsucht eingesetzt. Die betroffenen Babys werden dabei – mit einer Schutzbrille versehen – cirka zwölf Stunden lang sichtbarem blauen Licht ausgesetzt, das den chemischen Abbau von Bilirubin[5] bewirkt. Im weitesten Sinn als Lichttherapie zu verstehen ist auch eine relativ neue Behandlungsform mit farbigem Punktlicht in Form bleistiftgroßer Farblichtstrahler, die – je nach Krankheitsbild in bestimmten Farben – zum Abstreichen von Reflexzonen verwendet oder auf Akupunkturpunkte gesetzt werden.

Bräunungsgeräte und Solarien

Obwohl sie im eigentlichen Sinne nicht zu den Lichttherapien zählen, sollen schließlich noch die »künstlichen Sonnen«, also Bräunungsgeräte und Solarien erwähnt werden, unter denen sich inzwischen 10% der Bevölkerung regelmäßig bräunen lassen. Von der Lichtwirkung her wäre gegen die Benutzung solcher Geräte dann nichts auszusetzen, wenn man gewisse Grundregeln beachtet: Die Strahlungszusammensetzung darf möglichst wenig oder keine sonnenbrandauslösenden UV-B-Anteile (280 bis 320nm) enthalten, die Bestrahlung sollte je nach Hauttyp und Vorbräunung maximal 20 Minuten betragen und nicht öfter als 50 mal im Jahr stattfinden. Gelegentliche Besuche im Sonnenstudio, um z.B. empfindliche Haut langsam auf die intensive Sommersonne vorzubereiten, werden teilweise sogar von Hautärzten empfohlen. Sie

Gelegentliche Besuche im Sonnenstudio werden teilweise sogar von Hautärzten empfohlen

[5]*Bilirubin ist ein rötlichbrauner Gallenfarbstoff, ein physiologisches Endprodukt des Hämoglobins (Farbstoff der roten Blutkörperchen)*

79

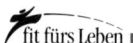
Zu häufiges und zu ausgiebiges Sonnenbräunen läßt die Haut schneller altern

haben jedoch einen gravierenden Nachteil, über den bisher kaum etwas zu hören ist: Sie verströmen ausgerechnet im Kopfbereich, also dort, wo die empfindlichen Nervenschaltstellen liegen, überaus große Elektrosmog-Felder, die störend in die Gehirnströme eingreifen. Außerdem kann ein Zuviel von der künstlichen Sonne regelrecht süchtig machen; im sonnenarmen England spricht man bereits von »Tanorexia«: Bräunungssucht. Zu häufiges und zu ausgiebiges Sonnenbräunen läßt die Haut schneller altern, verursacht Falten und Runzeln und fördert Hautkrebs: ein hoher Preis für modische Bräune.

Obwohl sonnenlichtanaloges Bio-Licht alle gesundheitsrelevanten UV-Anteile des natürlichen Sonnenlichtes enthält, ist es nicht mit Bräunungslampen zu verwechseln. Die Strahlung in den sonnenbrandauslösenden Nanometerbereichen ist so gering, daß eine Hautrötung erst dann auftreten würde, wenn man - im Abstand von 1,20 m - rund vierzig Stunden davorsitzen würde.

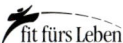

6. Die neue Therapie in der Praxis

Schulmedizin – Ganzheitsmedizin

In den letzten Jahren sind immer wieder Differenzen zwischen den Anhängern der »Schulmedizin« und denen der sogenannten »Ganzheitsmedizin« zu beobachten. Dabei war alle Medizin bis zum Beginn der neueren Zeit in erster Linie ganzheitliche Erfahrungsheilkunde. Medizinisches Wissen beruhte auf den Beobachtungen der Natur und wurde von Generation zu Generation weitergegeben und erweitert. Meist lag es in der Hand von Menschen, die besondere Beobachtungs- und Geistesgaben hatten, z.B. Priester, Schamanen oder »weise Frauen«. Bei der alten Erfahrungsheilkunde stand der Mensch als Ganzheit im Vordergrund, es gab weder eine Trennung zwischen Körper, Geist und Seele noch im Hinblick auf einzelne Organe und Symptome. Die großen Heiltraditionen, die auf ganzheitlichem Erfahrungswissen basieren, sind in der traditionellen chinesischen Medizin, im indischen Ayurveda und kleineren schamanischen Kulturen erhalten geblieben.

Die Medizin beruht auf der ganzheitlichen Erfahrungsheilkunde

In der westlichen Welt ging ein Großteil des Erfahrungswissens zur Zeit der Hexenverbrennungen verloren. Aber wie so oft, wenn Wissen als Ganzes zerstört wird, bleiben Fragmente zurück, die dann entweder dogmatisiert werden oder sich zum Aberglauben entwickeln. Genau das geschah mit den Resten der zerstörten westlichen Erfahrungsheilkunde. Die europäische Medizin, in der sich die Heilkunst der alten Griechen, der Römer, Araber und die der germanischen Völker vereinigte, sank im Mittelalter nicht nur auf einen Tiefstand, sondern sozusagen auf den Nullpunkt. Krankheiten und Seuchen breiteten sich aus. Sie wurden zum göttlich bestimmten Schicksal oder – schlimmer noch – zur Strafe für Verfehlungen erklärt und sollten möglichst demütig ertragen werden. Die Totenruhe war heilig. Man glaubte an die körperliche Auferstehung im Jenseits; bei strenger Strafe war es untersagt,

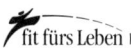
Untersuchungen an menschlichen Leichen durchzuführen. Gleichzeitig galt der Mensch als geteiltes Wesen: Die Seele und der tote Leib gehörten Gott und damit der Kirche, der lebendige Körper dem Staat, der ihn für seine Zwecke dienbar machte – als Tagelöhner, Soldat und Steuerzahler. Um so viel Leistung wie möglich aus den Menschen herauszuholen, lag es im staatlichen Interesse, den großen Volkskrankheiten und Seuchen effektiv entgegenzutreten. Die Förderung der Naturwissenschaft ab Mitte des 18. Jahrhunderts läßt sich zumindest teilweise auf dieses Interesse zurückführen.

Das Interesse der Naturwissenschaft richtete sich auf die Beobachtung und Untersuchung von Einzelfunktionen

Mutige Ärzte und Wissenschaftler setzten sich über die anfänglichen Gebote von Kirche und Gesetz hinweg, Versuche an menschlichen Körpern durchzuführen. Wo Selbstversuche nicht weiterführten, begannen sie insgeheim, Leichen zu sezieren, um den inneren Körper des Menschen und die Auswirkungen von Krankheiten kennenzulernen. Zu einem großen Teil bedingt durch die Sichtweisen der Zeit, aber auch infolge der damaligen technischen Möglichkeiten, richtete sich das Interesse der Naturwissenschaft auf die Beobachtung und Untersuchung von Einzelfunktionen und materiellen Eigenschaften des Gewebes und der Organe. Diese analytische Sichtweise ist eine der wesentlichen Ursachen dafür, daß die heutige westliche Medizin ihre Aufmerksamkeit vordringlich auf die Beobachtung und Behandlung einzelner Funktionen und Symptome richtet. Ein Umstand, dem wir einerseits vieles zu verdanken haben, der andererseits aber auch zu einseitigen Sichtweisen führte.

Als Ende des vorigen Jahrhunderts – wie in Kapitel 5 beschrieben – die Zeit der großen naturwissenschaftlichen Entdeckungen (Chemie, Bakteriologie, Vitaminforschung) begann, leitete dies gleichzeitig den Siegeszug von Pharmazie und Apparatemedizin ein. Unbestritten haben wir durch beides einen großen medizinischem Fortschritt erlebt. Aber er

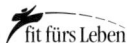
hat auch dazu geführt, daß sich nicht nur Forschung und
praktische Heilkunde, sondern unser gesamtes Gesundheitssystem einseitig an der Medizin orientieren. Zwei Beispiele
mögen dies illustrieren: Ein wesentlicher Teil der medizinischen Aus- und Weiterbildung wird direkt oder indirekt
von der chemischen sowie der Medizinalapparate-Industrie
finanziert. Die zwangsläufige Folge ist, daß sich auch die Forschung an den Interessen dieser Industrie ausrichten muß.
Diese Tatsache sollte aber nicht zu einer Wertung oder zu einem Vorurteil führen, denn wenn es solche Forschung und
Weiterbildung nicht gäbe, wäre die heutige Medizin um Wissen und Möglichkeiten ärmer. Eine zweite Auswirkung zeigt
sich daran, daß Kostenträger wie Versicherungen und Krankenkassen eher dafür zu gewinnen sind, neue und außergewöhnlich kostspielige pharmazeutische Präparate zu finanzieren, als Kosten(-anteile) für ganzheitliche Therapien, die
zwar heilen, aber in der Beurteilung ihrer Wirkungsweise
nicht mit den herkömmlichen Analysemethoden meß- und erklärbar sind, zu übernehmen.

Die Krankenkassen finanzieren eher kostspielige pharmazeutische Präparate als ganzheitliche Therapien

Die unbestreitbaren Erfolge der letzten hundert Jahre Medi-
zingeschichte sind mit einer »materiellen« Sichtweise ver-
knüpft, d.h., im Vordergrund stand das, was man sehen, mes-
sen und analysieren konnte. Die Entdeckungen der neueren
Zeit – siehe Quantenphysik, Biophotonen, Elektrizität etc. –
zwingen zu einem erneuten Umdenken; zurück zur ganzheitlichen Sichtweise. Während man vor 250 Jahren Forscher
und Ärzte als Ketzer ansah, wenn sie sich vom spekulativen
Aberglauben zum genauen Beobachten und Analysieren hin-
wandten, werden heute häufig diejenigen als Phantasten ge-
brandmarkt, die sich bemühen, solche neueren Erkenntnisse
in die praktische Medizin zu übertragen.

Während Verfahren der Naturheilkunde, die Präparate auf
organischer Basis und natürliche Anwendungen wie z.B. Was-

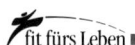

**Sonnenlicht,
in Maßen genossen,
ist gut für
Körper und Seele**

ser, Wärme, Luft, Ernährung und Bewegung bevorzugen, sich inzwischen durchgesetzt haben, werden die neuen Regulationstherapien, die die Ordnung im Körpersystem wiederherstellen und so die Selbstheilungskräfte anregen, teilweise noch mit großem Mißtrauen betrachtet. Daß frische Luft und auch im vernünftigen Maß genossene Sonne gut für den Körper sind, wird heute jeder Arzt bestätigen. Bei wievielen von ihnen aber das Wissen über die ordnende Funktion der Sonnenenergie, die feinen lichtgesteuerten zellulären Kommunikationprozesse, auf dem neuesten wissenschaftlichen Stand ist, mag dahingestellt sein.

Licht heilt: Erfahrungsberichte

Dr. Helga Scheer, eine engagierte Augenärztin, sagt von sich selbst: »*Als ich vor 20 Jahren studierte, stand in unseren Anatomiebüchern zwar schon drin, daß der Sehnerv eigentlich kein Nerv ist, sondern eine Gehirnbahn, und daß das Auge über diese sogenannte Sehbahn Licht aufnimmt, das zu den Kernen des Hypothalamus und zu den Hypophysen-Hinterlappen fließt und dort die Produktion von Hormonen anregt. So richtig haben wir das damals gar nicht wahrgenommen, eigentlich mehr darüber hinweggelesen. Wenn ich es aber heute sehe, denke ich, daß es sich bei diesem Hormon um das inzwischen erforschte Melatonin handelt. Inzwischen hat die Forschung große Fortschritte gemacht, und das Thema Licht hat eine ganz neue Bedeutung für mich gewonnen*«.

Helga Scheer ist nicht nur Augenärztin, sondern auch Mutter von zwei Kindern im Vorschulalter. Daß sie sich so intensiv mit der Wirkung des Lichts auf die Gesundheit befaßt, hängt mit beidem zusammen: Aus optischen Gründen mußte ein Teil der Augenarzt-Praxis ständig abgedunkelt sein, so daß sie

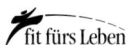
tagsüber kaum Sonne sah. Doppelbelastung mit Beruf und Kindern bedeutet, wenig Zeit zu haben, z.B. dafür, mal ungeplant in die Sonne, ins Schwimmbad oder in den Wald zu gehen. *»Ich hatte eine richtige Gier nach Sonne entwickelt und wurde, obwohl ich meinen Beruf sehr liebe, immer unzufriedener darüber, in der halbdunklen Praxis sitzen zu müssen. Durch die Untersuchungen von* Prof. Hollwich (s. Seite 67f.) *über die Zusammenhänge zwischen Sonnenlichtaufnahme und Hirnfunktionen war mir zusätzlich klar, wie ungesund mein Leben eigentlich verlief.«* Sie entschied sich, ihre Praxis mit Vollspektrum-Licht auszurüsten und schaffte zusätzlich ein Bio-Lichtsystem an. *»Schon ziemlich bald merkte ich, daß meine innere Unzufriedenheit nachließ. Jetzt hatte ich das Gefühl, wenigstens am Arbeitsplatz Sonne zu haben. Und das war eigentlich schon viel. Ich spürte, daß mir die Arbeit wieder Spaß machte, ich konnte mich besser konzentrieren und hatte auch viel mehr Energie, wieder Unternehmungen mit den Kindern zu machen oder auch alleine etwas zu unternehmen.«* Im vorigen Sommer nahm sie an einem Theaterworkshop teil und verlor dort ihre Weitsichtbrille (+ 2,0 Dioptrin). Zu ihrer Überraschung stellte sie fest, daß sie inzwischen auch ohne Sehhilfe ausreichend sehen konnte. *»Ich bin sicher, daß die Besserung meiner Weitsichtigkeit in Verbindung mit der neuen Praxisbeleuchtung und dem Bio-Licht steht.«*

Natürlich fiel auch den Patienten die neue Beleuchtung auf, zahllose Fragen nach dem Wieso und Warum wollten beantwortet werden. Die Erklärung war einfach: *»So wie der Organismus für die Muskeln Eiweiß, Fett und Kohlenhydrate braucht, benötigt er für das Gehirn die Frequenzen der Lichtenergie. Während das eine durch den Mund geht, geht das andere durch die Augen«.* Nicht nur die eigentlichen Augenpatienten interessierten sich für die Wirkung. Patienten mit verschiedensten Gesundheitsproblemen baten darum,

Unser Gehirn benötigt die Frequenzen der Lichtenergie

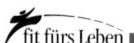
Bio-Licht läßt sich bei den verschiedensten Krankheitsbildern einsetzen

einen Versuch damit machen zu dürfen. Eine der ersten war eine Patientin, die unter schweren Depressionen litt und sich deshalb jedes Jahr einer wochenlangen Infusionsbehandlung im Krankenhaus unterziehen mußte. Nach Konsultation mit dem Neurologen kam sie nun täglich eine Stunde in die Augenarzt-Praxis, um sich dort vor das Bio-Licht zu setzen. Sie empfand ihre Lichtsitzungen als angenehm, denn sie konnte dabei ihre Korrespondenz erledigen, lesen oder sich mit anderen Patienten unterhalten. Die einzige Einschränkung war, daß sie ihre Brille abnehmen mußte, denn normales Brillenglas fängt zuviel UV-Licht ab. Der Erfolg der täglichen Lichtstunde war, daß sie innerhalb weniger Wochen auf die jahrelang eingenommenen Schlafmittel verzichten konnte; dann wurden schrittweise – natürlich immer in Absprache mit dem neurologischen Facharzt – die stimmungsaufhellenden Medikamente reduziert; der Winter 1996/97 verging ohne Krankenhausaufenthalt. Inzwischen feierte sie ihren 70jährigen Geburtstag. Anschließend berichtete sie voller Freude, daß alle Verwandten und Freunde völlig überrascht waren, sie gesund, strahlend fröhlich und energiegeladen anzutreffen. Das inzwischen angeschaffte eigene Bio-Lichtsystem nutzt sie gemeinsam mit Freundinnen aus ihrer früheren Patientengruppe.

Eine andere Patientin von Frau *Dr. Scheer* leidet an »MS« (Multipler Sklerose), einer Autoaggressions-Krankheit mit schubweisem Fortschreiten. In diesem Fall war auch der Sehnerv von der Krankheit betroffen, was einen unangenehmen Gesichtsfeldausfall auslöste. Die junge Frau, die gerne autofahren lernen wollte, solange sie gesundheitlich dazu in der Lage war, kam einen Monat lang jeden Tag mit ihrem Führerscheinlehrbuch zu Lichtsitzungen in die Augenarzt-Praxis. Sie schaffte ihre Fahrprüfung gut und begann, sich insgesamt wesentlich wohler zu fühlen.

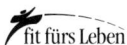
Bald war das Bio-Licht in der Praxis von Patienten mit den verschiedensten Krankheiten frequentiert. Es besserten sich durch Schlaganfälle ausgelöste Gesichtslähmungen, eine schmerzhafte Gürtelrose im Stirn- und Augenbereich ging zurück, Diabetes-Kranke konnten ihre tägliche Insulin-Dosis reduzieren. Mit besonderer Freude berichtet *Dr. Scheer* von einem kleinen legastheniekranken Patienten. Lehrer und Legastheniker-Eltern kennen den Kreislauf, unter dem diese von Lese- und Schreibschwäche betroffenen Kinder zu leiden haben: endlos langes Sitzen vor den Hausaufgaben, zusätzliche Übungen, Logopädie-Unterricht und Nachhilfestunden statt Freizeit und Spiel. Bereits nach kurzer Zeit, während der der Junge sein tägliches Hausaufgabenpensum zu Hause vor dem Bio-Licht machte, stellt die Mutter fest, daß die Buchstabenverwechslungen zunehmend seltener wurden, auch die Zahl der Logopädiestunden konnte halbiert werden. Als Folge der ordnenden Lichtwirkung besserten sich auch Konzentration, Lernfreude und schließlich die Schulnoten. Für das Kind war allerdings am schönsten, daß es endlich wieder freie Zeit hatte, um nachmittags draußen zu spielen und zu toben.

Durch das Bio-Licht besserten sich unter anderem Lese- und Schreibschwächen

In der eigentlichen Augenbehandlung setzt Frau *Dr. Scheer* das Licht unter anderem begleitend bei der Therapie von grauem oder grünem Star ein. Grauer Star wird in der medizinischen Fachsprache mit dem griechischen Wort »Katarakt« (Wasserfall) bezeichnet, weil die Krankheit durch Flüssigkeit entsteht, die in die Augenlinse eindringt: Die Augenlinse ist in einer Kapsel eingeschlossen, die mit dem Alter rissig werden kann. Durch den Riß sickert Flüssigkeit in den Linsenkern und damit dringen osmotische Salze und Spurenelemente bzw. beim Diabetiker Zucker ein, die das Wasser festhalten, so daß ein Quellungszustand entsteht. Das Auge verfügt zwar über eine gegen die Osmose gerichtete, entquellende Pumpe, die aber unterschiedlich stark arbeitet und sich im Verlauf

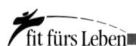
Klare Lichtverhältnisse führen zu besserem Sehen

der Erkrankung irgendwann als zu schwach erweist, so daß die Linse schließlich mehr und mehr getrübt wird. Bei vielen Patienten läßt sich beobachten, daß ihre Sehfähigkeit während verschiedener Tages- bzw. Jahreszeiten – also lichtabhängig – schwankt. Klare Lichtverhältnisse führen zu besserem Sehen, das heißt, daß die Ordnungskräfte des Lichtes zu einer Aktivierung des osmotischen Pumpsystems beitragen.

Während der graue Star durch Ablagerungen in der Linse entsteht, wird der grüne Star durch erhöhten Augeninnendruck verursacht. Im Auge zirkuliert ein sogenanntes Kammerwasser, das in einem Bereich gebildet und in einem anderen abfiltriert wird. Ist der Zufluß zu reichlich oder der Abfluß verstopft, entsteht zu hoher Druck, der sich auf den Sehnerv auswirkt. Durch den Druck werden Teile des Augeninneren nicht mehr richtig durchblutet und versorgt, was bis zum Absterben der Netzhautzellen und zur Erblindung führen kann.

Besonders gravierend zeigte sich die Wirkung des Bio-Lichtes bei einem Glaukom- und Diabetes-Patienten, der bereits ein Auge verloren hatte. Bevor er dem Drängen seines Arztes folgte, der das verbliebene Auge durch eine Operation retten wollte, holte er verständlicherweise noch den Rat eines anderen Arztes ein, lernte dabei das Vollspektrum-Licht kennen und entschloß sich, vor einer Operation einen Lichtversuch zu wagen. Das Ergebnis: Er brauchte bis heute nicht operiert zu werden – im Gegenteil: Nicht nur der Augendruck, sondern auch der Blut-Insulinspiegel sanken auf einen Normalbereich. Bislang benötigte, kostspielige Importmedikamente konnten gegen in Deutschland handelsübliche ausgetauscht werden, und das Körpergewicht reduzierte sich – ohne Veränderung der Eßgewohnheiten – um mehrere Kilo. Daß der Patient inzwischen täglich ab 7.00 Uhr morgens (Sonnenaufgangsphase) das Bio-Licht drei bis vier Stunden als Raum-

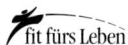
beleuchtung nutzt, trägt allerdings wesentlich zum anhaltenden Erfolg bei.

Die Praxiserfahrungen von *Dr. Scheer* – wie auch von zahlreichen anderen Ärzten – zeigen, daß die ordnende Kraft des Vollspektrum-Lichtes die Behandlung sowohl des grauen wie des grünen Stars günstig beeinflußt, vorausgesetzt, daß die Patienten ausreichend Zeit, mindestens eine Stunde täglich, davor verbringen. Patienten, die dies konsequent fortsetzen, erleben fast immer, daß sich auch ihr Allgemeinbefinden und ihre Leistungsfähigkeit wesentlich steigern. Allerdings scheint es vielen älteren Menschen schwer zu fallen, diese Konsequenz aufzubringen. Gerade Katarakt-Patienten, die keine Schmerzen und deshalb auch wenig Leidensdruck haben, sind oft ungeduldig. Augentropfen einzuträufeln oder Medikamente einzunehmen bringt zwar keine so anhaltende Heilung wie ausreichendes Vollspektrum-Licht, aber es dauert eben nur Sekunden. Und das scheint vielen lieber zu sein, als Zeit zu investieren. So bestätigt sich bei der Lichtbehandlung eine Erfahrung, die auch von anderen Therapien bekannt ist: Je stärker der Leidensdruck eines Patienten und je höher die Bereitschaft, Eigenverantwortung für die Gesundheit zu übernehmen, desto größer die Neigung, sich über neue Möglichkeiten zu informieren und sie auch mit Geduld auszuprobieren.

Dabei ist eine Therapie mit Vollspektrum- und Bio-Licht wohl das Bequemste, was man sich vorstellen kann: Außer daß man das Licht anschaltet und sich dann in seiner Umgebung aufhält, gibt es keine Vorschriften, Übungen oder andere Anweisungen. Ob man davor sitzt und liest, ob man nebenbei die Haus- oder Büroarbeit macht, mit den Kindern spielt oder auf dem Sofa liegt, an- oder ausgezogen ist, ist völlig egal. Allerdings stehen, wie wir inzwischen wissen, viele Steuerungsfunktionen im Körpersystem mit bestimmten Spektral-

Die ordnende Kraft des Vollspektrum-Lichtes beeinflußt die Behandlung sowohl des grauen wie des grünen Stars günstig

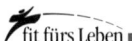

Brillen und Kontaktlinsen halten einen Teil des wichtigen UV-Lichtes ab

bereichen in Verbindung, z.B. dem Morgen- oder dem Abendrot. Deshalb ist es wichtig, daß je nachdem, welche Funktionsbereiche angesprochen werden sollen, entsprechende Lichtphasen bevorzugt genutzt werden. Im Hinblick auf chronobiologische Zusammenhänge ist es gut, eine gewisse Regelmäßigkeit einzuhalten, im Prinzip aber lassen sich alle Phasen – vom Sonnenaufgang bis zum Untergang – problemlos mit einer Schnellschaltung herbeiholen. Brillen und Kontaktlinsen halten einen Teil des wichtigen UV-Lichtes ab, deshalb empfiehlt es sich, diese während der therapeutischen Bestrahlung entweder abzulegen oder sich eine Brille mit UV-Licht-durchlässigem Glas anzuschaffen. Das ist auch für den Aufenthalt im Freien, bei natürlichen Lichtverhältnissen grundsätzlich gesünder. Das UV-Licht-durchlässige Brillenglas ist leider inzwischen von Spezialgläsern verdrängt worden; sollte Ihr Optiker es nicht liefern können, probieren Sie es bei einer der im Bezugsquellenverzeichnis dieses Buches genannten Adresssen.

Im Kapitel 3 haben Sie die schlackenspeichernde Funktion der Matrix kennengelernt. Ein wesentlicher Teil der heilenden Lichtwirkung besteht darin, daß es hilft, schädliche Schlacken und Giftstoffe zu lösen, die dann über Verdauung, Urin und Haut ausgeschieden werden. Für die Ausscheidung der Schlacken benötigt der Körper Flüssigkeit, womit wir beim Thema Trinken angekommen sind. Die beste Unterstützung für jede Form von Entgiftung ist es, einfaches klares Wasser (und zwar mindestens zwei Liter pro Tag) zu trinken. Wasser ist allen anderen Getränken insofern überlegen, weil der Körper es sofort nutzen kann – im Gegensatz zu anderen Getränken, deren Inhaltsstoffe die organischen Filtriersysteme erst mit großem Energieaufwand abbauen müssen. Ist zuwenig Flüssigkeit vorhanden, bleiben die Schadstoffe zu lange im Körper, kreisen im Blut, im Darm oder lagern sich in der Haut ab und richten neuen Schaden an.

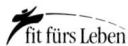
Auffallend – und logisch für den, der die funktionalen Zusammenhänge zwischen Licht und biologischem System kennt – ist, daß durch die Lichtbehandlung sich fast immer nicht nur die Grundkrankheit bessert, sondern auch andere gesundheitliche Probleme. Patienten, die eine Therapie wegen ihrer Diabetes machen, stellen fest, daß sich gleichzeitig ihre Haut verjüngt, Hautpatienten stellen fest, daß sie plötzlich einen ausgeglicheneren Stoffwechsel haben, Depressive verlieren plötzlich überflüssige Pfunde. Geradezu typisch ist, daß die meisten – unabhängig von den eigentlichen Heilerfolgen – über besseres Allgemeinbefinden, erhöhte Leistungsfähigkeit und ausgeglichenere Stimmungslage berichten.

Hautpatienten stellen fest, daß sie plötzlich einen ausgeglicheneren Stoffwechsel haben

Bessere Vitalität

Auch eine 1996 im österreichischen Fachkrankenhaus für Innere Medizin und Geriatrie Bad Petersthal/Österreich durchgeführte Untersuchung bestätigt das. Die untersuchte Gruppe bestand aus 400 »multimorbiden« Patienten, die sich zur »geriatrischen Rehabilitation« in der Klinik aufhielten. Unter Multimorbitität ist das gleichzeitige Auftreten mehrerer schwerer (Alters-)leiden wie z.B. Senilität, Depression, Stoffwechselstörungen Ruhelosigkeit, Verstimmung, Schwitzen, Niedergeschlagenheit, Ein-, Durch-, Wiedereinschlafstörungen etc. zu verstehen. »Geriatrische Rehabilitation« bedeutet den Versuch, sie soweit als möglich wieder in die Lage zu versetzen, ihr Leben aktiv und selbständig zu gestalten. Die älteren Herrschaften wurden in zwei Testgruppen aufgeteilt: Die kleinere Gruppe, 100 Personen, wurde in erster Linie medikamentös – mit einem Johanniskrautpräparat – behandelt, die größere Gruppe, 300 Patienten, hielt sich zusätzlich zweimal täglich je eine halbe Stunde vor dem Bio-Licht auf. Nach zwei Wochen war die Depression in der Licht-Gruppe deutlich

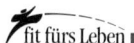
Nach der Bio-Licht-Therapie reduzierte sich die Anfälligkeit gegenüber Infektionskrankheiten

stärker zurückgegangen als in der ersten Gruppe, die ausschließlich Johanniskraut bekam. Zu Beginn der Studie hatten alle Patienten eine vergleichbar schwere Depression, die, gemessen an der Hamilton-Depressions-Skala, bei 23 Punkten lag. Während die Gruppe ohne Licht in zwei Wochen nur vier Depressionspunkte abbauen konnte, erreichte die andere Gruppe elf Punkte. Gleichzeitig sanken die Cholesterin-Werte der Licht-Patienten bis zu 30 %, wodurch sich das Herzinfarkt-Risiko erheblich reduzierte. Auch eine meßbare Verbesserung des Immunstatus wurde erreicht, was gerade bei älteren Patienten wichtig ist. Die körpereigenen Abwehrkräfte erholten sich, die Anfälligkeit gegenüber Infektionskrankheiten reduzierte sich um ca. 50 %. Das Maß für die Aktivität des täglichen Lebens, also die Fähigkeit, sich selbst zu versorgen (der sogenannte ADL-Status) stieg bei den Lichtpatienten von 60 auf 92; bei der Kontrollgruppe ohne Licht-Therapie wurde lediglich eine Steigerung auf 82 Punkte erreicht. Die mit dem sonnenlichtanalogen Lichtsystem behandelten Patienten konnten also wesentlich schneller und gesünder in ein normales Leben zurückkehren.

Auch die Ärztin *Dr. Christa Keding Pütz* arbeitet in ihrer Praxis mit sonnenlichtanalogem Licht. Sie führte unter anderem einen Versuch mit zwölf Diabetes mellitus-Patienten durch, deren Blutzuckerprofil schlecht einstellbar war: Während der ersten zwölf Lichtsitzungen sanken bei allen zwölf Patienten die Blutzuckerwerte so weit, daß sie weniger Insulin benötigten, außerdem stabilisierte sich die Stoffwechsellage. Selbst bei zwei jugendlichen Diabetikern, die einen besonders stark erhöhten Blutzuckerwert hatten, glichen sich während der zweiwöchigen Bestrahlungszeit die Extremschwankungen gut aus. Auch die von *Dr. Keding-Pütz* behandelten Patienten stellten fest, daß sich durch die Lichtbehandlung nicht nur die mit der Krankheit in Verbindung stehenden Symptome ge-

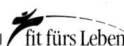

bessert hatten, sondern auch das sonstige Allgemeinbefinden und das Lebensgefühl.

Eine Versuchsreihe ganz anderer Art wird zur Zeit von *Christine Yacoubi* durchgeführt. Die auf Cellulite-Behandlung spezialisierte Kosmetikerin hatte sich ein sonnenlichtanaloges Lichtsystem angeschafft, um damit eine Allergie zu kurieren. Da sie das Licht so viel wie möglich nutzen wollte, stellte sie es nicht in der Wohnung, sondern in der Praxis auf. Zu ihrer großen Überraschung stellte sie fest, daß sich nicht nur ihr eigener Heuschnupfen, sondern auch die Behandlungserfolge bei ihren Kundinnen verbesserten – in Zeit und Zentimetern meßbar um das doppelte bis dreifache im Vergleich zu früheren Werten. Nachdem Frau *Yacoubi* anfangs noch an einen Zufall glaubte, wurde sie stutzig, als sich die Erfolge innerhalb kürzester Zeit bei 20 Kundinnen wiederholten. Alle Behandlungen werden derzeit dokumentiert und sollen später wissenschaftlich ausgewertet werden. Cellulite hängt zusammen mit Gelosen, Schlackenablagerungen in der Matrix. Die Erfahrungen von Frau *Yacoubi* sind also eine Bestätigung der entgiftenden Wirkung des Lichts! Noch ein zusätzlicher Erfolg war übrigens zu verzeichnen: Bei den behandelten Kundinnen straffte und glättete sich die Haut an den behandelten Stellen wesentlich schneller und früher als bisher.

Die Haut straffte sich wesentlich schneller durch die Anwendung der Lichttherapie

Auch die Psychotherapeutin *Hildegard A.* stellte ihr sonnenlichtanaloges Bio-Lichtsystem in erster Linie für sich selbst in die Praxis, um, wie sie sagt *»bei der anstrengenden Therapie- und Seminararbeit mehr Energie zu haben«.* Um zu prüfen, inwieweit das Licht auch die psychotherapeutische Behandlung unterstützt, führte sie kurz nach der Anschaffung einen Test mit dreizehn Patienten durch. Die Patienten kamen zusätzlich zu den normalen Therapiegesprächen zehn Tage hintereinander zu Lichtsitzungen in die Praxis. Der Er-

93

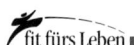
folg: Eine Patientin mit schwerer Depression empfand Ausgeglichenheit, innere Ruhe und Leichtigkeit; ihre Lebensängste verschwanden. Eine Migränepatientin, die sonst täglich zwei schwere Zäpfchen nehmen mußte, bekam in der Zeit des Tests nur einen einzigen Anfall, der ohne Medikamente verging. Eine andere Patientin, wegen schweren Rheumas auf den Rollstuhl angewiesen, spürte sehr bald eine deutliche Besserung in den Händen. Die Fortsetzung der Lichttherapie – in Verbindung mit Therapiegesprächen – brachte eine weitere Verbesserung und führte auch zu einer tiefgreifenderen Lösung psychischer Probleme.

Alle Patienten berichteten, daß sie durch das Licht ein positives Grundgefühl bekamen

Alle Patienten berichteten, daß sie durch das Licht ein positives Grundgefühl bekamen, daß sie im Alltag weniger Anspannung fühlten und daß insgesamt ihre Lebensqualität deutlich zugenommen hat.

Therapie mit sonnenlichtanalogem Licht von A - Z

Asthma

Asthma bedeutet pfeifende Atemnot, keuchender Husten, Schweißausbrüche, Herzrasen, Angst und Unruhe. Am häufigsten ist es anzutreffen als Asthma bronchiale, bei dem sich die Bronchiolen (kleine Verzweigungen der Luftwege in der Lunge) verengen. Der Betroffene glaubt zu ersticken. Asthma kann erblich bedingt sein, durch Allergien (Folge eines gestörten Immunsystems) oder durch körperlichen und seelischen Streß (umweltbedingt) ausgelöst sein, und es schränkt immer die Lebensqualität ein. Wenn durch Therapie mit sonnenlichtanalogem Licht Immunsystem und Streßabwehr wieder ihre Ordnung finden, bessern sich oft auch die Asthma-Anfälle, wie dies z.B. auch bei einer 65jährigen Dame der Fall war, die seit 30 Jahren an schwerem Asthma litt. Trotz wie-

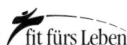
derholter Kuren und ständiger Medikamenteneinnahme wurde sie inzwischen jeden Morgen von so schweren Anfällen geplagt, daß sie sich für den Rest des Tages kraftlos fühlte. Ihre Anfälle wurden bereits nach den ersten Lichtsitzungen leichter und gingen innerhalb weniger Wochen auf ein Minimum zurück. Eine andere Dame, Bewohnerin eines Seniorenheims, konnte nach drei Wochen Lichtanwendung alle bisher benötigten Asthma-Medikamente absetzen. Sie hatte – was man eigentlich nicht tun sollte – ihren Hausarzt nicht in ihre Versuche mit der Lichttherapie eingeweiht, so daß die Besserung für ihn wirklich überraschend kam. Seit er die Hintergründe der plötzlichen Gesundung kennt, beobachtet er die Heilwirkung des Lichts mit großem Interesse. Im übrigen kommt im besagten Seniorenheim inzwischen allmorgendlich eine immer munterer werdende Kaffeerunde zusammen, um gemeinsam eine Stunde »Sonne« zu tanken.

Blutdruck

Probleme mit dem Blutdruck hat eigentlich fast jeder schon einmal erlebt, zum Beispiel, wenn man morgens beim Aufwachen zu schlapp ist um aufzustehen, oder wenn bei sportlichen Anstrengungen das Blut im Kopf zu pochen anfängt. Während niedriger Blutdruck müde und energielos macht und deshalb für den Betroffenen oft sehr unangenehm sein kann, führt hoher Blutdruck unter Umständen zu schweren gesundheitlichen Beeinträchtigungen; häufig tritt er in Verbindung oder als Folge anderer Gesundheitsstörungen auf. Wie sehr Bluthochdruck mit Licht in Verbindung steht, zeigt sich unter anderem daran, daß er bei Völkern, die sich vorwiegend im Freien aufhalten, relativ unbekannt ist. Weshalb das so ist, wurde allerdings erst in den letzten Jahren erforscht. Als vor vielen Jahren in Lambarene – der früheren afrikanischen Missionsklinik von *Dr. Albert Schweitzer* – die Ärzte bei eingeborenen Patienten plötzlich hohe Blutdruckwerte feststellten, wunderten sie sich noch sehr. Wie sich viel

Für Bluthochdruck ist oftmals Lichtmangel verantwortlich

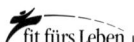
**Der Blutdruck
ist nachts um drei
am tiefsten**

später zeigte, hing des Rätsels Lösung mit der Sonnenbrillen-
mode zusammen, die sich seit einiger Zeit bei den Eingeborenen großer Beliebtheit erfreute. Den Ärzten fiel dieser Zusammenhang zwar damals schon auf, richtig erklären konnte
man sich das aber noch nicht. Eine Verbindung entdeckte
man in Rußland, als untersucht wurde, weshalb Arbeiter in
Bergwerken und dunklen Fabrikhallen besonders häufig
krank waren und weshalb sich ihre Krankheitsbilder ähnel-
ten. Das Ergebnis war die Erkenntnis, daß die Arbeiter infolge
des stundenlangen Aufenthalts im Dunkel und Halbdunkel
nicht genug Licht über die energetischen Sehbahnen aufnehmen konnten, so daß die Steuerungszentralen im Gehirn aus
dem Gleichgewicht geraten waren.

Inzwischen weiß man, daß Blutdruck sich in lichtabhängigen,
chronobiologischen Intervallen vollzieht: Der Blutdruck ist
nachts um drei am tiefsten, steigt kurz vor dem Aufwachen
an, erreicht gegen 10.00 Uhr vormittags einen Höhepunkt,
sinkt vorübergehend – zur Siestazeit – etwas ab und erhöht
sich am Nachmittag wieder leicht, um zur Nacht hin allmählich wieder abzufallen. Da der Blutdruck-Rhythmus durch
Hormone gesteuert wird, ist es nicht verwunderlich, daß
Blutdruckstörungen häufig eine Begleiterscheinung von
Krankheiten des endokrinen Systems sind. Zum Beispiel leiden viele Diabeteskranke unter Hochdruck oder starken
Druckschwankungen, wohingegen eine Unterfunktion der
Schilddrüse häufig mit niederem Blutdruck einhergeht. Bei
bestimmten, mit Bluthochdruck einhergehenden Nieren-
krankheiten wiederum ist es problematisch, den Druck durch
Medikamente wieder zu normalisieren.

Ein Ehepaar, bei dem die Frau an Diabetes mellitus und an
monatlichen Herpesausbrüchen litt, schaffte sich, nachdem
es die guten Erfolge bei Freunden beobachtet hatte, ein eige-
nes Bio-Lichtsystem an. Seitdem nimmt das Paar Frühstück

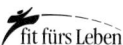
und Abendessen vor dem Licht ein. Nach zehn Wochen pendelten sich sowohl die Blutdruck- als auch die Blut-Insulinwerte der Ehefrau im Normal-Bereich ein, es gab auch keinen einzigen der schmerzhaften Herpes-Ausbrüche mehr. Und selbst der gesunde Ehemann stellte fest, daß sich sein Allgemeinbefinden und seine Leistungsfähigkeit noch wesentlich gesteigert hatten.

Stoffwechsel und endokrines System – beides lichtgesteuerte biologische Prozesse – waren bei der 53jährigen Frau *K.* aus dem Gleichgewicht geraten. Als erstes Symptom trat 1991 Diabetes mellitus auf. Im Laufe der Zeit folgten hoher Blutdruck, Schilddrüsenunterfunktion, Störungen des Wach-Schlafrhythmus und schließlich ein Hörsturz, der auch noch das Seh-, Riech- und Geschmacksvermögen beeinträchtigte. Im Gegensatz zu ihrer Lebensqualität, die von Monat zu Monat sank, stieg die tägliche Medikamenteneinnahme, so daß sie schließlich am Tag zwölf verschiedene Tabletten einnehmen mußte. Die Wende kam durch eine Fernsehsendung im Frühjahr 1996: Frau *K.* schaltete zufällig eine Sendung ein, in der die Zusammenhänge zwischen Gesundheit und Licht dokumentiert wurden, wobei Menschen zu Wort kamen, deren ähnlich schwere Krankheiten durch die ordnende Kraft des Lichtes geheilt wurden. Frau *K.* erzählt: »*Ich war wie elektrisiert und entschied mich, ein solches sonnenlichtanaloges Lichtsystem anzuschaffen. Es traf am 13. Mai 1996 bei uns ein und seit diesem Abend sitze ich regelmäßig eine Stunde davor. Sechs Wochen später kontrollierte mein Hausarzt den Blutzucker: Statt wie üblich bei 185, lag dieses Mal der Wert bei 120, der Blutdruck war fast normal. Inzwischen brauche ich das Schilddrüsenpräparat auch nicht mehr, was ich anfangs daran merkte, daß es mich plötzlich nervös machte. Seit fünf Jahren lebe ich jetzt zum ersten Mal ganz ohne Medikamente. Auch meine Tochter, die seit ihrer Kindheit schwere Migräne hat, profitierte davon : Als*

»*Seit fünf Jahren lebe ich jetzt zum ersten Mal ganz ohne Medikamente*«

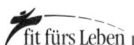
Eine Therapie mit Licht kann auch bei hoffnungslos scheinenden Fällen helfen

wir das Licht anschafften, war sie im achten Monat schwanger und mußte jede Woche zwei, drei Tage wegen ihrer Migräne im abgedunkelten Zimmer liegen. Wir wollten ausprobieren, ob das Licht ihr helfen kann und setzten uns einfach zusammen davor. Sie hatte seitdem nur noch einen einzigen, leichten Anfall.« Frau K.'s Tochter erlebte noch einen weiteren Erfolg, den sie mit der Augenärztin *Dr. Scheer* teilt: Ihre Augen besserten sich, so daß sie ebenfalls auf die bisher benötigte Brille verzichten kann.

Daß Therapie mit Licht manchmal auch noch dort helfen kann, wo schon fast alle Hoffnung aufgegeben ist, zeigte sich bei einem älteren Herrn in Berlin. Er erlitt vor fünf Jahren einen schweren Schlaganfall, der ihn rechtsseitig gelähmt und sprechunfähig gemacht hatte. Seine Angehörigen hatten zwar jahrelang dafür Sorge getragen, daß er regelmäßig logopädisch und physiotherapeutisch betreut wurde, nichtsdestotrotz hatte sich sein Zustand über die Zeit nicht gebessert, sondern zusätzlich hatte sich die Hand an der gelähmten Seite krallenförmig zusammengezogen. Nach zwei Monaten Lichttherapie begann sich die Hand zu öffnen, und die Sprache stellte sich wieder ein. Es geht ihm inzwischen kontinuierlich besser, und er hat eine gesunde Lebensfreude entwickelt.

Cholesterin

Das Lipoid Cholesterin ist seit einiger Zeit in Verruf geraten, und viele Menschen achten ängstlich darauf, sich soweit wie möglich cholesterinfrei zu ernähren. Dabei ist dieses Blutfett ein wichtiger Bestandteil von Körperzellen und Haut und hat vielfältige Aufgaben im Körper zu erfüllen. Es spielt bei der Synthese von Hormonen eine Rolle, bei der Produktion von Gallensäuren und bei der Verteilung von Fetten in den Blutbahnen. Cholesterin lagert sich an den Wänden der roten Blutkörperchen an und erhöht die Fähigkeit des Blutes, Sau-

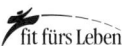
erstoff zu transportieren. Der Körper produziert und braucht also das Cholesterin; gefährlich sind lediglich die LDL- und VLDL-Formen, die eine niedere Lipoproteindichte haben. HDL-Cholesterin hingegen schützt wegen seiner hohen Lipoproteindichte sogar vor Arterienverkalkung. Die Höhe des Cholesterinspiegels wird außer durch die Ernährung durch erbliche Veranlagung, Stoffwechselstörungen (z.B. Diabetes mellitus), aber sehr wesentlich auch durch Streß beeinflußt. Nur dann, wenn die LDL- und VLDL-Cholesterinanteile zu hoch sind, bilden sich schädliche Fettablagerungen an den Arterienwänden, was Herzkranzgefäßerkrankungen und schließlich Schlaganfall zur Folge haben kann.

Therapie mit sonnenlichtanalogen Lichtsystemen senkt – bei gleicher Lebensführung – zu hohe Cholesterinwerte im Durchschnitt um ca. 30 %. Für denjenigen, der sich mit der Wirkung des Lichtes auf die biologischen Schaltzentralen befaßt, ist es kein Wunder, daß sich durch Lichttherapie nicht nur die Cholesterinwerte regulieren, sondern gleichzeitig auch Störungen im Hormon- und Immunsystem sowie bei Herz, Kreislauf und Haut, wie wir z.B. auch bei den Patienten gesehen haben, die an der geriatrischen Studie in der österreichischen Fachklinik teilgenommen haben.

Chronobiologischer Rhythmus – Schichtarbeit und Jet-Lag

Wie wir im ersten Kapitel dieses Buches gesehen haben, unterliegt unser biologisches System einem chronobiologischem Rhythmus, der vom Licht bestimmt wird. Die Farbtemperatur des Morgenrotes (3.400 Grad Kelvin) gibt z.B. dem Stoffwechsel das Signal, von Nacht- auf Tagbetrieb umzuschalten. Fehlt die Berührung mit dem Licht der aufgehenden Sonne, kann das nicht nur Erschöpfung und Schlafstörungen zur Folge haben, sondern auch Stoffwechsel- und Organerkrankungen.

Die Farbtemperatur des Morgenrotes gibt dem Stoffwechsel das Signal, von Nacht- auf Tagbetrieb umzuschalten

99

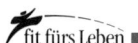
Besonders betroffen von chronobiologischen Störungen sind Menschen, die ihre Leistungen genau entgegengesetzt zur inneren vegetativen Uhr erbringen müssen: Das sind nicht nur die oft zitierten Schichtarbeiter in der Fabrik, sondern genauso auch Krankenhauspersonal, Polizisten, Mitarbeiter in Versorgungsbetrieben, Presse, Funk und Fernsehen. Tagsüber, wenn der Körper auf Hochtouren läuft und Energie für Aktivität bereitstellt, wird ihm abverlangt zu schlafen, während er nachts – der Phase, in der alle innere Energie für »Aufräumungsarbeiten« (z.b. Entgiftung) benötigt wird – plötzlich Höchstleistungen vollbringen soll. Eine Krankenschwester, die seit 20 Jahren ausschließlich im Nachtdienst arbeitete, hatte keinen normalen Tag-Nacht-Rhythmus mehr; die drei bis vier Stunden Schlaf, die sie im Laufe des Tages – mit Aufwachunterbrechungen – ermöglichen konnte, brachten ihr kaum Erholung. Die Folge war neben dauernder Erschöpfung, die sie mit starkem Kaffee nur unzureichend bekämpfen konnte, eine ungewöhnlich schwere Neurodermitis. Nach dem dritten Tag einer Bio-Licht-Behandlung stoppte der starke Juckreiz, der mit dieser Hautkrankheit verbunden ist. Innerhalb von acht Tagen begann die Haut an den am schwersten betroffenen Körperpartien abzuheilen. Inzwischen übersteht die Schwester ihre Nachtschichten – wie sie sagt – »*auch ohne Durchhänger*« und findet tagsüber erholsamen Schlaf. Ihr Lichtdefizit deckt sie, indem sie regelmäßig jeden Abend während der Arbeitsvorbereitung für eine halbe Stunde die Sonnenaufgangs-Phase ihres Bio-Lichtes einschaltet.

Jet-Lag ist eine chronobiologische Phasen- bzw. Rhythmusstörung

Auch der Jet-Lag, die »Flug-Lücke«, ist ein chronobiologisches Phänomen und Folge unserer schnellebigen, mobilen Lebensform. Flugpersonal und Fernreisende, die innerhalb weniger Stunden große Zeitunterschiede zu überbrücken haben, klagen in den ersten drei bis vier Tagen darüber, daß ihr Zeitgefühl aus dem Gleichgewicht geraten ist. Sie sind wach, wenn sie schlafen sollten, müde, wenn sie eigentlich arbeiten

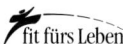
möchten, und sie haben Schwierigkeiten, sich zeitlich zu orientieren. Jet-Lag ist eine Phasen- bzw. Rhythmusstörung, die eintritt, wenn mehrere Zeitphasen übersprungen werden. Der Körper schwingt noch in der Zeit des Abflugortes, kann sich nicht so schnell auf die Uhrzeit des Zielortes einstellen und reagiert auf die Zeitverschiebung mit Müdigkeit, Kopfschmerzen und Antriebslosigkeit. Ohne Nachhilfe kann er sich an einem Tag nur eineinhalb bis zwei Stunden auf andere Zeitverhältnisse einstellen. Bio-Licht ist eine ungefährliche und vor allem medikamentenfreie Methode, Jet-Lag zu überwinden, da die chronobiologisch benötigten Lichtphasen per Reflektorschaltung zu simulieren sind, so daß der Körper Defizite aufholen bzw. sich frühzeitig auf neue Verhältnisse einstellen kann. Diese Eigenschaft des Bio-Lichtes hat besondere Bedeutung für weibliche Vielflieger wie Stewardessen, die infolge der häufigen Zeitverschiebungen stark unter Menstruationsstörungen leiden.

Diabetes mellitus

Diabetes mellitus, im Volksmund oft kurz »Zucker« genannt, ist eine Funktionsstörung der Bauchspeicheldrüse, bei der nicht ausreichend oder gar kein körpereigenes Insulin mehr gebildet wird. Die Wirkung des Sonnenlichtes beim Zuckerstoffwechsel gleicht der des Insulins. Sonnenlicht stimuliert das Enzym Phosphorylase, das das in den Muskeln und in der Leber eingelagerte Glykogen reguliert, und es ist an der Bildung eines weiteren Enzyms, der Glykogensynthese, beteiligt. Dieses Enzym bewirkt, daß die Glykogenvorräte in Muskeln und Leber wieder aufgefüllt werden und der Blutzuckerspiegel sinkt. Für diesen Vorgang ist das UV-Licht sehr wichtig. Besonders Diabetiker, die in einer Region leben, in der eine zu geringe Sonnenintensität vorhanden ist, benötigen ein Lichtsystem, das dem Sonnentageslicht ähnlich ist und bei dem der UV-Anteil nicht ausgefiltert wurde. Das für Diabetiker förderlichste Licht setzt sich aus einem Teil ultravioletten

Sonnenlicht hat für den Zuckerstoffwechsel die gleiche Wirkung wie Insulin

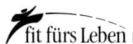
(unsichtbaren) und neun Teilen sichtbaren Lichtes zusammen. Dieses Licht entspricht natürlichen Sonnenlichtverhältnissen, wie sie in der Zeit zwischen Sonnenaufgang und ca. 11.00 Uhr vormittags herrschen. Deshalb empfiehlt es sich bei Diabetes, Lichtbehandlungen am frühen Vormittag durchzuführen.

Bei einer 71jährigen Patientin war die Krankheit so weit fortgeschritten, daß die Zehen an beiden Füßen nicht mehr richtig durchblutet wurden. Sie hatte große Gehschwierigkeiten und fürchtete sich davor, daß man ihre Zehen amputieren müßte Ihre Blutzuckerwerte sanken infolge der Lichtbehandlung und einer begleitenden Diät nach wenigen Tagen auf einen Wert von 157. Nach vier Wochen waren beide Füße wieder gut durchblutet, und ihre tägliche Insulindosis konnte erheblich gesenkt werden. Bei einem anderen Patienten wurden, im Zusammenhang mit einer Bauchspeicheldrüsen-Entzündung, anfangs lediglich erhöhte Blutzuckerwerte festgestellt, die durch Diät zu regulieren waren. Als die Werte anfangs nach einiger Zeit trotzdem drastisch anstiegen, empfahl der behandelnde Arzt, der um die Zusammenhänge zwischen Tagessonnenlicht und Insulinbildung wußte, statt in die Behandlung mit künstlichem Insulin einzusteigen, es vorerst mit einer Lichttherapie zu versuchen: Der Patient nahm seine Diät wieder auf, sorgte für mehr und regelmäßige Bewegung und beschaffte sich ein Bio-Licht-System, mit dem er seinem Körper – unabhängig von Zeit und Wetter – zu Hause die benötigten Lichtimpulse geben konnte. Nach vier Wochen dieser Therapie sank sein Blutzuckerspiegel auf Werte zwischen 65 - 87 mg.

Licht statt Insulin half der Patientin

Die 72jährige Ruth E. litt seit 14 Jahren an einer schweren Form von Altersdiabetes. Obwohl sie sich seit drei Jahren täglich zweimal Insulin spritzen mußte, sanken ihre Zuckerwerte nie unter 150mg/100ml. Sie fühlte sich schlapp, ihr war

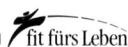

übel und sie mochte kaum aus dem Haus gehen, so daß ihr auch das natürliche Licht zunehmend fehlte. Den Tag ihrer ersten Lichtbehandlung, den 2. Mai, bezeichnet sie im nachhinein als ihren »Glückstag«. Nach acht Sitzungen erreichte ihr Blutzuckerspiegel 81mg/100ml. Sie wurde wagemutig und ließ – mit ärztlichem Einverständnis – die abendliche Insulinspritze weg. Trotz halbierter Insulindosis liegen ihre Werte seitdem zwischen 110 bis 123mg/100ml. Ihre Lebensqualität ist erheblich gestiegen, sie schläft nachts durch, braucht keinen Mittagsschlaf mehr und fühlt sich – wie sie selber sagt – insgesamt wesentlich besser.

Depression

Licht und Depression hängen eng zusammen. Da man diesen Zusammenhang schon seit langer Zeit kennt, wird Lichttherapie auch häufig zur Behandlung eingesetzt. Besondere Bedeutung hat sie in der letzten Zeit bei der Therapie von saisonabhängiger Depression (SAD) erlangt. SAD entsteht vor allem, wenn die Zirbeldrüse während der dunklen Herbst- und Wintermonate zuwenig Sonnenlichtsignale bekommt. Der Körper bleibt im »Nachtbetrieb« hängen und produziert auch tagsüber Melatonin, so daß Geist und Körper ständig in einer antriebslosen Ruhephase verharren und inaktiv bleiben. Typischerweise ist SAD um so weiter verbreitet, je nördlicher man kommt, je lichtärmer der Lebensraum ist. Bei jeder Depressionsbehandlung sollte darauf geachtet werden, daß das endokrine System und damit auch der Körper, seine Ordnung und den richtigen chronobiologischen Rhythmus wiederfindet. Deshalb empfiehlt sich Lichttherapie nicht nur bei SAD, sondern auch bei Depressionen, die sich als Folge von Lebenskrisen und Streß einstellen.

Viele der bisher bei der Depressionsbehandlung verwendeten Lichtboxen und -wannen arbeiten mit Lichtstärken von 2.500 bis 10.000 Lux, wobei die UV-Anteile zu einem großen

Licht und Depression hängen eng zusammen

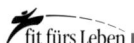
Teil ausgefiltert werden. Die neuen Therapiesysteme arbeiten nur noch mit 100 - 200 Lux, so daß dieses Herausfiltern nicht mehr erforderlich ist und alle gesundheitlich wirksamen Spektralbereiche des UV- Anteils voll zum Tragen kommen können. Dieser Unterschied ist wichtig, weil der Organismus die unterschiedlichen Farbtemperaturen des Sonnenaufgangs und -untergangs und die damit verbundenen Schwankungen des UV-Anteils braucht.

Ein Patient, der an einer schweren Depression in Verbindung mit schmerzhafter Osteoporose litt, vermittelt uns ein gutes Erfahrungsbild. Dieser Patient, *Jochen F.*, beschreibt seine frühere Lebenssituation so: *»Meine Grundstimmung war niedergeschlagen, ich war lebensüberdrüssig, ich hatte Angst vor Schmerzen und davor, ihnen hilflos ausgeliefert zu sein. Ich mußte meine gesamte Willenskraft aufbieten, um die Anforderungen des Tages zu meistern. Dauernd Schmerzzustände, schwerer Spannungskopfschmerz, Genick- und Schulterschmerzen. Seit über 40 Jahren fortlaufend nacheinander nahezu alle herkömmlichen Therapie-Methoden – ohne nachhaltige Wirkung«.* Die Lichttherapie brachte innerhalb weniger Tage eine völlig überraschende Wende. Die Niedergeschlagenheit wich, er spürte zum ersten Mal wieder die Kraft, auch unliebsame Arbeiten leicht über die Bühne zu bringen. Es gibt Tage, an denen er sich um zehn Jahre jünger fühlt. Seine Schmerzen werden zunehmend erträglicher, rücken mehr und mehr in den Hintergrund. Anfänglicher Morgenmattigkeit sowie Steifigkeit in der Lendenwirbelsäule begegnete er, indem er das Bio-Licht im Farbbereich Rot-Gold einstellte. Diese Lichtbereiche stimulieren gleichzeitig seinen Stoffwechsel und entkrampfen seinen geblähten Darm. Nach vier Monaten Lichttherapie sagt er: *»Ich war seither nicht mehr zur Schmerzbehandlung. Vier Monate ohne Spritzen, das hat es seit 30 Jahren bei mir nicht mehr gegeben.«* Sein früher von Depression verdunkeltes Le-

Der rot-goldene Farbbereich stimuliert den Stoffwechsel

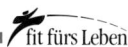
ben bezeichnet er heute als »*vollen Auftrieb*«. Eine andere Patientin berichtet: »*Ich bin durch die Lichtbehandlung heiterer geworden. Stellt sich trotzdem eine Depression ein, so ist sie nicht mehr ganz so tief und vor allem kürzer. Meine Lebensqualität hat sich deutlich gesteigert. Die Helligkeit des Lichtes empfinde ich als wohltuend, besonders bei schlechtem Wetter. Auch meine Leberwerte (Leberzirrhose) sind deutlich besser geworden. Ich lasse das Licht den ganzen Tag brennen.*« Eine andere 70jährige Dame litt seit sieben Jahren an einer Altersdepression. Sie kann wieder selbst einkaufen und hat neue Freude an der Arbeit in ihrem Garten gewonnen.

Da Lichttherapie zu jeder Tageszeit depressionsaufhellend wirkt, empfiehlt es sich, alle Räume mit Vollspektrumlicht auszustatten bzw. das sonnenlichtanaloge Bio-Lichtsystem als Ganztages-Beleuchtung einzusetzen. Je öfter und länger sich depressionskranke Patienten darunter aufhalten, desto rascher tritt die gewünschte stimmungsaufhellende Wirkung ein – oft schon nach drei bis vier Tagen. In schweren Fällen sollte sie unbedingt über mehrere Wochen durchgeführt werden, damit der Körper ausreichend Zeit hat, in die Produktion entsprechender stimmungsaufhellender Hormone zurückzufinden.

Die Lichttherapie wirkt zu jeder Tageszeit depressionsaufhellend

Hauterkrankungen

Ähnlich wie bei Depressionen, hat Lichttherapie auch bei der Behandlung von Hautkrankheiten, z.B. bei Neurodermitis und Psoriasis, Tradition. Bei der herkömmlichen Lichttherapie bestrahlt man die betroffenen Hautpartien mit hohen Luxwerten (2.500 bis 10.000 Lux). Da es dabei leicht zu Verbrennungen kommt, müssen die Patienten meist eine Schutzbrille tragen, und es muß sorgsam darauf geachtet werden, daß Bestrahlungszeit und -intensität nicht zu groß sind. Anders als die sonnenlichtanalogen Lichtsysteme spricht die

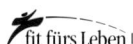
»lokale« Therapie weniger das gesamte biologische System an. Vielmehr geht es in erster Linie darum, die »Symptome«, sichtbare Schuppen, Flechten, Ekzeme, zu beseitigen. Die Krankheit bricht immer wieder neu aus und muß in Abständen wiederholt werden. Bei der Therapie mit Bio-Licht wird das Licht via Augen durch die energetischen Anteile der Sehbahn aufgenommen und gelangt zu den Steuerungszentralen des Gehirns, so daß eine ganzheitliche Heilung von innen heraus erfolgt.

Die Neurodermitis von *Ingrid S.* z.B. brach vor 23 Jahren aus, während ihrer ersten Schwangerschaft. Gesicht, Hals, Arme, und Hände waren ständig gerötet, die Finger hatten blutige Risse. Seit dieser Zeit war sie ständig in hautärztlicher Behandlung, sie wurde konventionell mit Kortison und alternativ mit Teer behandelt, bekam zahlreiche Medikamente, ohne daß eine Besserung eintrat. Schließlich sagte man ihr, daß es für sie keine Heilung geben werde, sie habe eben eine »Fischschuppenhaut« und müsse sich mit der Krankheit abfinden. Nachdem ihr eine Bekannte leihweise ein Bio-Licht zur Verfügung stellte, brach nach fünf Tagen die Haut auf, spannte stark, nahm keine Cremes und Salben mehr an und begann sich zu schälen. Da Frau *S.* solche Negativreaktionen von anderen Behandlungen her kannte, war sie vorbereitet und nahm ihre Lichtsitzungen weiter. Nach drei Wochen begann die Haut abzuheilen, die Spannungen lösten sich, und ihr Allgemeinbefinden verbesserte sich stetig. Heute hat sie keine Hautbeschwerden mehr, ihre Nachtruhe ist wiederhergestellt, und sie spürt die positive Wirkung im ganzen Körper. Die Neurodermitis einer anderen Patientin war nach acht Tagen regelmäßiger Lichtsitzung abgeklungen, das Kortison konnte langsam abgesetzt werden, Depressionen und Schlafstörungen verschwanden außerdem. Wieder ein anderer Patient hatte seit vierzig Jahren an Gesicht, Kopf und Brust Ekzeme und schon viele Hautärzte deshalb aufgesucht, ohne

Die Neurodermitis war nach acht Tagen regelmäßiger Lichtsitzung abgeklungen

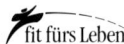
daß ihm anhaltend geholfen wurde. Meist wurde ihm geraten, Streß und Aufregungen zu meiden. Auch er beschreibt, daß seine Hautprobleme - trotz Streß und Anstrengungen - nach zwei Wochen Behandlung mit sonnenlichtanalogem Licht verschwanden und bis heute nicht wiedergekommen sind.

Frau *S.* wendet das Lichtsystem täglich eine Stunde wegen ihrer Schuppenflechte (Psoriasis) an. Bei ihr fing nach wenigen Tagen der befallende Hautbereich zu nässen an; nach drei Wochen war ein teilweiser Rückgang der Schuppenflechte festzustellen. Nach sechs Wochen war die Schuppenflechte um über 50% zurückgegangen. Bei einem anderen Psoriasis-Patienten war die Schuppenflechte nach vier Wochen regelmäßiger Lichtsitzung vollständig abgeklungen.

Immunstimulierung

Jeder Mensch verfügt von Geburt an über viele angeborene Abwehrmechanismen gegen Infektionen und erwirbt im Verlauf seines Lebens zusätzlichen Schutz vor verschiedenen Erregern, die sich in seinem Lebensumfeld befinden. Natürliche äußere Immunbarrieren sind z.B. die Haut, Schleimhäute, Körperflüssigkeiten wie Tränen, aber auch bestimmte Enzyme. Dringen Keime, Erreger, Bakterien, Viren etc. in den Körper ein, wird vom Gehirn ein komplizierter Steuerungsmechanismus in Gang gesetzt, um die schädigenden Mikroorganismen zu zerstören. Das menschliche Immunsystem wurde in den letzten Jahren von vielen modernen Wissenschaftszweigen intensiv erforscht. Besonders der Psycho-Neuro-Immunologie und der Mikrobiologie sind wesentliche Erkenntnisse zu verdanken, und es ist eine Vielzahl ausgezeichneter Bücher über seine Wirkungsweise erschienen. Ein geschwächtes Immunsystem kann sich auf vielerlei Weise äußern - angefangen von häufigen Erkältungen, Entzündungen, die nicht abheilen, schlechten Zähnen und Parodontose,

Jeder Mensch verfügt von Geburt an über viele angeborene Abwehrmechanismen gegen Infektionen

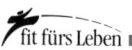
Neben Aids ist die Multiple Sklerose eine der schwersten Autoimmunkrankheiten

Allergien bis hin zu schwersten Krankheiten wie Aids, Krebs und Multipler Sklerose (MS), bei der das körpereigene Abwehrsystem allmählich das zentrale Nervensystem zerstört. Neben Aids ist die Multiple Sklerose wohl eine der schwersten Autoimmunkrankheiten, die einen Menschen treffen können. Die außerordentlich positiven Erfahrungen, die mit Lichttherapie bei dieser Krankheit gemacht werden, dokumentieren sich beispielhaft im Erfahrungsbericht einer 46jährigen Patientin, der hier in Auszügen wiedergegeben wird:

Frau *D.*: MS im schwersten Stadium, 100%ig pflegebedürftig, absolut bettlägerig, bewegungsunfähig, zusätzlich ständig von Erkältungen und Entzündungen heimgesucht, Körpergewicht 45 kg. Am 14.02.1995 wurde in ihrem Krankenzimmer ein Bio-Licht aufgestellt. Einen Monat später gelingt es ihr zum ersten Mal wieder, den Oberkörper nach links und rechts zu drehen. Eine starke Erkältung ist abgeklungen. Zwei Tage später kann sie sich im Bett aufrecht hinsetzen, sich bis zu den Füßen beugen und diese massieren – ein Erlebnis, das für sie ein wunderbares Glücksgefühl bedeutet. Weitere vier Tage später kann sie sich mit Hilfe des Krankengymnasten erstmals wieder auf die Beine stellen. Sie übt es ab da täglich. Am 22.03. schafft sie es, sich dreimal an einem Tag aufrecht hinzustellen. Am 29.03. sind ihre Hände wieder so weit beweglich, daß sie (gut leserlich) schreiben kann; ihre Sehkraft hat sich so gebessert und stabilisiert, daß sie wieder ohne Brille lesen kann. Die offenen Beine sind verheilt. Ab 06.05. gelingt es Frau *D.*, sich – mit Unterstützung von einer Hilfskraft – tagsüber in den Rollstuhl setzen; wenige Tage später hat sich auch ihr ebenfalls gestörter chronobiologischer Rhythmus wieder eingespielt: Sie kann ab jetzt regelmäßig nachts durchschlafen. Ab Juni stellt sich wieder regelmäßiger Stuhlgang ein, was vorher ohne Darmspülungen nicht möglich war. Gegen Ende des Monats bekommt sie wieder ein Gefühl für die Blase, sie merkt, wenn sie Wasser lassen muß. 20.09:

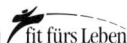
Frau *D.* ist überglücklich – sie schafft mit Hilfe der Pflegerin die ersten fünf Schritte vom Bett zum Rollstuhl. Der Bericht schließt am 26.09.95: Die Patientin kann wieder in großen Schritten gehen, sie kann sich selbst im Bett in jede Lage drehen und bewegen, ihre Füße berühren, Liegestütze machen, einige Zeit aufrecht, mit erhobenen Armen im Bett sitzen, und sie hat ein wenig zugenommen. Zusätzlich fand sie heraus, daß das Licht ihre akuten Depressionen lindert und ihre Stimmungslage bessert.

Bei einer 68jährigen Dame hatte die Multiple Sklerose zu Harninkontinenz und hohem Blutdruck geführt. Da auch sie ständig bettlägerig war, stellte ihr Ehemann jeden Tag die »Morgensonne«, d.h. ein auf Sonnenaufgangsphase geschaltetes Bio-Licht, ans Bett. Diese Lichtphase sollte – wie schon beschrieben – nicht nur ohne Brille, sondern auch mit geöffneten Augen erlebt werden, da es besser ist, wenn das Licht nicht nur über die Haut, sondern vor allem über die Sehbahn der Augen aufgenommen wird. Zumindest zu Beginn der Lichttherapie war die Kranke so schwach, daß sie regelmäßig vor dem Bio-Licht sanft entschlummerte, so daß nur wenig Licht über die energetischen Sehbahnen geleitet wurde. Trotzdem sank der Blutdruck innerhalb kurzer Zeit, und die Harninkontinenz besserte sich merklich.

Sonnenlichtanaloges Licht wird inzwischen auch in der Aidsbehandlung eingesetzt, wobei man, ähnlich wie in der geriatrischen Studie, die Therapie durch das »Lichtmedikament« Johanniskraut (Hypericum) ergänzt. Lichttherapie mit Bio-Licht sollte allerdings nicht nur solch dramatischen Immunsystem-Störungen vorbehalten bleiben, es zeigt seine Wirkung auch bei hartnäckigen, wenn auch vergleichsweise »alltäglichen« Entzündungen, wie z.B. bei einem 34 Jahre jungen Mann, dessen Gehörgang infolge eines Knochengeschwürs (Cholesteatom) und einer Ohrenentzündung (Otitis) nur

Sonnenlichtanaloges Licht wird inzwischen auch in der Aidsbehandlung eingesetzt

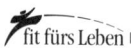

noch 2 mm offen war. Seine Hörfähigkeit lag – trotz Konsultation verschiedener Ärzte und 40 Infusionen – nur noch bei 5 %. Nach 10 Lichtsitzungen hatte der Gehörgang normale Weite, die äußere Verkrustung war abgeheilt, die Sekretion zurückgegangen. Ähnliche Erfahrungen machte eine 33jährige Sportlerin, die durch eine chronische Schienbeinentzündung häufig zu langen Zwangspausen verurteilt war. Nach Lichtanwendungen à 60 Minuten heilte die akute Entzündung nach zwei einstündigen Sitzungen ab und trat bisher nicht wieder auf. Sie setzt die Lichtsitzungen inzwischen fort, um ihre Energie, Ausdauer und sportliche Leistungsfähigkeit zu steigern.

Auch sonnenlichtanaloges Licht kann wesentlich dazu beitragen, die Beschwerden der Wechseljahre zu lindern

Klimakterium

Noch vor depressiven Schüben und Schlafstörungen wird eine Begleiterscheinung der Wechseljahre als besonders unangenehm erlebt, von der fast 70 % aller Frauen betroffen sind: die bekannten Hitzewallungen, bei denen man sich am liebsten alle Kleider vom Leib reißen möchte. Nicht nur, daß der Schweiß in Strömen herabläuft, auch die Röte, die sich über Gesicht, Hals und oft über den ganzen Oberkörper als flammende Hitze ergießt, wird als besonders lästig, mitunter sogar als peinlich, erlebt. Die »fliegende Hitze« hängt mit der im Klimakterium verringerten Östrogenproduktion zusammen, die wiederum vom Licht gesteuert wird. Zwar kann die Einnahme von Hormonpräparaten dazu beitragen, die Hitzewallungen zu stoppen, andererseits unterbindet die künstliche Hormonzufuhr eventuell die noch mögliche Eigenproduktion vorzeitig. Nicht alle Frauen möchten gleich zu Östrogentabletten, -spritzen oder -pflastern greifen; viele haben gute Erfahrungen gemacht mit Naturheil-Präparaten (z.B. Mönchspfeffer, Nachtkerze, Gelée royale), die die körpereigene Hormonproduktion anregen. Auch sonnenlichtanaloges Licht kann wesentlich dazu beitragen, die Beschwerden der Wechseljahre zu lindern, da es zum einen das endokrine

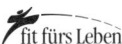
(Hormon) System anregt, zum anderen aber auch durch seine stimmungsaufhellende Wirkung Depressionen günstig beeinflußt. Dies bestätigte sich auch bei einem unfreiwilligen Selbstversuch, den die 50jährige *Angelika P.* machte: Ihre unangenehmen Hitzewallungen ließen nach einmonatigem regelmäßigen Gebrauch des Bio-Lichtes fast völlig nach. Als sie infolge von Urlaub und mehreren Feierlichkeiten ihre Lichtsitzungen unterbrach, kam nach zehn Tagen prompt auch die fliegende Hitze zurück. Nachdem sie reumütig ihr Lichtsystem wieder morgens eine Stunde einschaltete, traten innerhalb weniger Tage auch keine Wallungen mehr auf. Ähnliche Erfahrungen machte die 66jährige *Helga V.*, die zweimal täglich eine halbe Stunde ihr Lichtsystem benutzt: Nicht nur ihr Hormonhaushalt, sondern auch der Cholesterinspiegel normalisierte sich, das Allgemeinbefinden hat sich gebessert und – last but not least – ist ihr Aussehen frischer geworden. Andere Frauen berichten übereinstimmend, daß ihre Nervosität nachgelassen habe, daß sie mehr psychische Ausgeglichenheit empfinden und tieferen, erholsamen Schlaf finden.

Krebs

Neben vielen anderen Momenten spielt Licht auch im Krebsgeschehen eine wichtige Rolle. Eine Untersuchung des amerikanischen *National Institute of Health* zeigte deutlich, daß es in Amerika eine regelrechte Brustkrebsgeographie gibt: In den sonnigen, lichtreichen Südstaaten treten Mammakarzinome wesentlich seltener auf als im kalten, dunklen Alaska. Tumorpatienten scheinen sogar ein natürliches Empfinden dafür zu haben, wie gut ihnen das Sonnenlicht tut. Eine Psychologin, die in einer Rehabilitationsklinik im Rheinland tumoroperierte Patienten betreut, stellte fest, daß speziell Krebskranke ihre Gruppenstunde am liebsten unter freiem Himmel nehmen, in Meditationsübungen mit Vorstellungen von hellem Licht und strahlender Sonne arbeiten bzw. daß in den während der Maltherapie entstehenden Bildern im Ver-

In den sonnigen Staaten der USA tritt Brustkrebs seltener auf

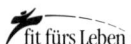

lauf des Heilungsprozesses zunehmend größere und strahlendere Sonnen auftauchen.

Lichttherapie ist in der Krebsbehandlung besonders als begleitende Maßnahme zur herkömmlichen Therapie zu empfehlen, weil das Allgemeinbefinden verbessert und stabilisiert werden kann und häufig anzutreffende depressive Gemütsverfassungen aufzuhellen sind. Auch lindert eine Lichtbehandlung die unangenehmen Nebenwirkungen von Chemo- und Strahlentherapie. Sonnenlichtanaloge Lichtsysteme werden bereits in mehreren onkologischen Fachkliniken in Deutschland im Rahmen der begleitenden Tumortherapie eingesetzt und von lichtinteressierten Ärzten für die Praxis- oder private Anwendung empfohlen, wie z.b. im Fall eines männlichen Patienten, bei dem 1994 Darmkrebs diagnostiziert und ein Darmteilstück entfernt wurde. Als Anfang 1996 wegen erneutem Krebsbefall sowie einem Geschwür am After 30 Kobalt-Bestrahlungen durchgeführt werden mußten, nahm der Kranke vor den Bestrahlungen regelmäßig Lichtsitzungen. Die von den Ärzten vorhergesagte Schwächung nach der 15. Kobalt-Bestrahlung trat nicht ein, der Patient fühlte sich sogar stark genug, nach den Behandlungen noch kleine Einkäufe zu erledigen. Andere Krebspatienten fühlen sich nach der anstrengenden Therapie ruhiger, ausgeglichener und leistungsfähiger, sie sagen, daß sie mit ihrem Zustand besser leben können und beurteilen ihre Heilungschancen insgesamt optimistischer.

Naturvölker, die sich viel im Freien aufhalten, kennen keine Osteoporose

Osteoporose

Naturvölker, die sich viel im Freien aufhalten, kennen keine Osteoporose. Je »zivilisierter« – sprich naturferner – eine Kultur lebt, desto mehr Fälle von Knochenentmineralisierung treten auf. In Amerika ist Osteoporose am verbreitetsten bei der weißen Stadtbevölkerung, sie tritt weniger bei dunkelhäutigen Rassen auf und am wenigsten bei der sich viel im

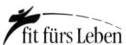
Freien aufhaltendenden dunkelhäutigen Landbevölkerung. Bei Osteoporose wird, bedingt durch Änderungen im Stoffwechsel, nicht mehr genügend Kalzium und Phosphor in die Knochen eingelagert. Die Knochenentkalkung tritt schwerpunktmäßig bei Frauen während oder nach den Wechseljahren auf, in selteneren Fällen sind auch Männer betroffen. Der Versuch, dieses Krankheitsbild hormonell oder mit zusätzlichen Kalziumgaben zu behandeln, verspricht nur geringen Erfolg, da die auslösenden Stoffwechselvorgänge sehr kompliziert sind und von Ärzten und Ernährungsberatern teilweise unterschiedlich gesehen werden. Die einen empfehlen z.B., möglichst viel kalziumreiche Milchprodukte zu essen, andere wiederum vertreten die Meinung, daß dies die Osteoporose fördert. Lichttherapie greift unabhängig von Diäten und Medikamenten in die Steuerungsprozesse des Stoffwechsels ein, so daß die Entmineralisierungsvorgänge nicht nur gestoppt werden, sondern sich das Knochenmaterial wieder aufbauen kann. Dies zeigte sich zum Beispiel bei einer Patientin, deren Knochendichte bereits auf 44 % gesunken war. Sie hatte bereits mehrere Knochenbrüche erlebt und starke Schmerzen. Innerhalb der Beobachtungszeit stieg ihre Knochendichte wieder auf 66 %, zudem pendelte sich ihr Blutdruck ein, so daß sie keine Tabletten mehr brauchte.

Die Knochenentkalkung tritt schwerpunktmäßig bei Frauen während oder nach den Wechseljahren auf

Der Zusammenhang zwischen Knochenbildung und Licht zeigt sich übrigens nicht nur in Verbindung mit Osteoporose, sondern auch bei Kindern, die in Amerika an Lichtversuchen beteiligt waren. Während man ausprobieren wollte, inwieweit sich Vollspektrumlicht auf Aufnahmefähigkeit, Lernen und Sozialverhalten von Schulkindern auswirkt, zeigte sich, daß bei den Kindern, deren Klassenzimmer mit Truelite-Röhren ausgestattet waren, wesentlich weniger Karies auftrat als bei den Schülern, deren Klassenräume herkömmlich beleuchtet wurden.

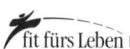

Schilddrüse
Die Hormone der Schilddrüse stimulieren den Zellstoffwechsel, das Wachstum und den Energiehaushalt. Eine Unter- oder Überfunktion der Schilddrüse führt deshalb zu vielen Störungen im Körpergeschehen, die für die Betroffenen sehr unangenehm sein können. Künstliche Hormonzufuhr ist oft über Jahre nötig und muß sehr genau kontrolliert werden. In fast allen Studien mit Bio-Licht zeigte sich, daß Patienten, die an einer Fehlfunktion der Schilddrüse litten, innerhalb relativ kurzer Zeit ihre Medikamentendosis reduzieren konnten. Auch die für diese Krankheit typischen Erscheinungen wie Energielosigkeit bei Unterfunktion und Nervosität bei Überfunktion, Schlafstörungen, erhöhtes Schwitzen, Übergewicht etc. regulierten sich.

Pflanzen und Tiere profitieren ebenfalls von sonnenanalogem Licht

Tiere und Pflanzen
Schon am Beispiel des Hühnereier-Experimentes von *Prof. Popp* haben wir gesehen, wie die Ordnungskraft des Sonnenlichtes auf Tiere wirkt. Also profitiert nicht nur der Mensch, sondern auch Pflanzen und Haustiere, wenn auf sonnenlichtanaloges Licht umgestellt wird: Ein Ehepaar in der Schweiz hatte sich das Bio-Lichtsystem angeschafft, da die Ehefrau unter starker Migräne litt. Es heilte auch die Pollenallergie ihrer Hündin und den Katzenschnupfen ihrer kleinen, aus dem Tierheim stammenden Katze. Ein Pferdebesitzer in der Nähe Hamburgs beleuchtet – nach guten Erfahrungen am eigenen Körper – auch den Stall mit dem auf Zwölfstunden-Rhythmus eingestellten Licht. Seine Tiere zeigen auf der Rennbahn nicht nur wesentlich mehr Energie, sondern bringen auch mehr Preise vom Sport mit nach Hause. Neugierig geworden, zog ein Züchter nach, der diese Entwicklung miterlebte. Sein Problem waren einige gute Stuten, bei denen man wegen Fruchtbarkeitsstörungen bisher vergebens auf Fohlen wartete. Das Licht regulierte den Fruchtbarkeitszyklus, der Nachwuchs springt inzwischen munter auf der Koppel herum.

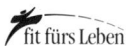
Zähne

Wie bereits unter dem Stichwort »Osteoporose« geschildert, wirkt sich Sonnenlicht auch auf die Zahngesundheit günstig aus. Eine Zahnärztin in Niedersachsen, die sich bereits seit längerem mit dem Thema Licht und Gesundheit befaßt, behandelt ihre Patienten deshalb bei eingeschaltetem Bio-Licht. Ihre Beobachtungen: weniger und kürzeres Nachbluten bei großen Kiefereingriffen und schnellere Wundheilung. Patienten mit Parodontose werden zu regelmäßigen Lichtsitzungen – meist zehn Anwendungen – bestellt mit dem Erfolg, daß sich Zahnfleischentzündungen wesentlich schneller zurückbilden und sich gelockerte Zähne festigen. Bei Patienten, die infolge psychischer Störungen z.B. nachts mit den Zähnen knirschen oder mahlen, tritt Entspannung und tieferer Nachtschlaf ein, was günstige Auswirkungen auf die Zahnerhaltung hat. Bei Patienten mit Prothesen, die unter Druckstellen, Brennen der Schleimhäute und geschwollenem Zahnfleisch litten, sprachen Medikamente besser an, die schmerzenden Stellen heilten schneller ab.

Sonnenlicht wirkt sich auch auf die Zahngesundheit positiv aus

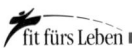
Was ist bei der Anschaffung eines sonnenlichtanalogen Lichtsystems zu beachten?

Wie bereits in Kapitel 4 beschrieben, ist bei Vollspektrumlicht zu unterscheiden zwischen Leuchtsystemen, deren Farbabstrahlung dem natürlichen Sonnenlicht entspricht (z.B. Truelite-Röhre) und solchen, die zusätzlich mit einem Reflektor ausgestattet sind, der im Zwölfstunden-Rhythmus den Tageslichtverlauf von Morgenrot bis Abendrot simuliert. Moderne sonnenlichtanaloge Lichtsysteme geben uns die Möglichkeit, gesundheitsförderndes Licht in Wohnräume und an Arbeitsplätze zu holen. Sicherlich ist die Anschaffung solcher Lichtsysteme nicht so billig wie herkömmliche Glühbirnen und Leuchtstoffröhren. Wie hoch aber ist der Preis unserer Gesundheit, innerer Ausgeglichenheit, Energie, Wohlbehagen dagegen zu veranschlagen? Wieviel besser könnte es uns gehen, wenn wir statt der herkömmlichen Beleuchtung Vollspektrumlicht und sonnenlichtanaloge Lichtsysteme benutzen?

Wir können uns gesundheitsförderndes Licht ins Wohnzimmer holen

Trotz der damit verbundenen Kosten ist die Umstellung auf Vollspektrumlicht grundsätzlich zu empfehlen. Die Anschaffung eines Bio-Licht-Systems hingegen wird sich wegen des derzeit noch relativ hohen Preises mancher überlegen müssen. Wer ein solches Licht aus gesundheitlichen Gründen bzw. zur Steigerung von Leistungsfähigkeit und Lebensqualität nutzen will, hat deshalb die Wahl zwischen Kauf und Miete.

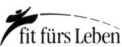
Wer sich für eine regelrechte Lichttherapie entschieden hat, sollte bei der Auswahl des Lichtsystems auf folgende Punkte zu achten:

Beachten Sie beim Kauf eines Gerätes die Lux-Zahlen

1. Mit welchen Luxzahlen arbeitet das Gerät?
   Die Bereiche bewegen sich zwischen 300 und 10.000 Lux.
2. Mit welchen Spektralbereichen wird gearbeitet?
   Je näher der Spektralbereich dem des Sonnenlichtes ist, desto wohltuender ist er für unseren Organismus.
3. Ist der UV-Bereich im ausgestrahlten Spektrum enthalten oder fehlt er?
   Wichtig ist der UV-B-Bereich, da die Lichtquanten in diesem Bereich eine sehr hohe Energie haben.
4. Womit wird das Lichtsystem betrieben?
   - mit Wechselstrom (50 Hz Frequenz),
   - mit hochfrequentem Wechselstrom (30-70 kHz),
   - mit Gleichstrom.
5. Handelt es sich um ein Lichtsystem, das speziell für Hautbestrahlungen entwickelt wurde oder ist das Lichtsystem auch für die Lichtaufnahme über die Augen geeignet (Luxzahl und UV überprüfen).
6. Ist das Lichtsystem in der Lage, die Helligkeiten und Farbtemperaturen zu ändern (Sonnenaufgang und -untergang)?

Die Preise für Lichttherapiegeräte bewegen sich in einer Spanne zwischen 300,- DM bis 20.000,- DM. Für ein Bio-Licht, das den gesundheitlichen Therapie-Anforderungen voll entspricht, müssen derzeit ca. 3-4.000.- DM veranschlagt werden.

In vielen Praxen, Sanatorien, Krankenhäuser, aber auch schon in Unternehmen und landwirtschaftlichen Produktionsstätten geht man inzwischen den Weg, Vollspektrum-

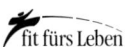

Das Bio-Licht sollte dort aufgestellt werden, wo man sich am liebsten aufhält

Raumbeleuchtung mit Bio-Licht zu kombinieren. Ein Weg, der sich auch in vielen Privaträumen und Büros einfach realisieren läßt. Es muß nicht alles auf einmal sein. Ein wichtiger Anfang ist z.B., die alte Leuchte am Arbeitsplatz gegen eine formschöne Vollspektrumlampe auszuwechseln und dann nach und nach Ergänzungen für die anderen Räume vorzunehmen. Das Bio-Licht sollte dort aufgestellt werden, wo man am liebsten den Morgen und den Abend verbringt; das kann neben dem Bett, in der Küche oder neben der gemütlichen Couch sein. Und wer keinen »Lieblingsplatz« hat, der hat die Möglichkeit, sich das Licht auf einem fahrbaren Gestell dorthin mitzunehmen, wo er sich während seiner Sonnenlichtsitzung gerade aufhalten möchte.

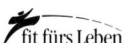

Fit und Vital

– oder was Sie sonst noch für sich tun können

Wie die Autoren in ihren Ausführungen bereits richtig erwähnten, spielen zur Gesunderhaltung des menschlichen Organismus – und dazu gehören Körper, Geist und Seele – sowohl unsere Lebensgewohnheiten als auch unsere Lebensumstände eine große Rolle. Krankmachende Organismen, gleich welcher Art, können sich nur ausbreiten, wenn auch der Nährboden entsprechend vorhanden ist, sprich: wenn unser Immunsystem geschwächt ist.

Vitales Lebensmanagement statt krankmachende Lebensgewohnheiten

Licht gehört zu den wichtigsten Lebensbedürfnissen und wirkt sich auf alle existierenden biologischen Prozesse aus. Richtiges Licht und vor allem dosiertes Sonnenlicht kann uns Menschen helfen, bei bereits eingetretenen Schäden, die Selbstheilungskräfte ins uns zu aktivieren – nur wird diese Hilfe nicht von langer Dauer sein, wenn die Ursachen, die zu der mißlichen Lage führten, nicht abgestellt werden.

Wer wirklich gesund bleiben will, der muß sich darüber klar werden, daß nur er selbst es in der Hand hat, seine krankmachenden Lebensgewohnheiten aufzugeben und sie durch ein sozusagen vitales Lebensmanagement zu ersetzen. Für einen gewissen Zeitraum sollten schon einige tiefgreifende Umstellungen erfolgen, von denen manches in den langfristigen Lebensplan mit aufgenommen werden kann. Was das im einzelnen ist und wie es in die Praxis umgesetzt werden kann, damit beschäftigt sich die natürliche Gesundheitslehre. Informationen darüber, wie diese Philosophie tatsächlich gelebt werden kann, erhalten Sie vom Fit fürs Leben-Service des Verlages.

Gudrun Dümer, Heilpraktikerin

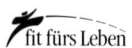
Stichwortverzeichnis

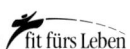

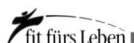
Literaturverzeichnis

Bischof, Marco, »Biophotonen - das Licht in unseren Zellen«, Verlag Zweitausendeins

Braun, Dr. Dieter, »Zeitbombe Wohn- und Schlafraum«, Artisana Verlag

Culbert, Dr. Michael L., »CFS – Das chronische Müdigkeitssyndrom«, Waldthausen Verlag

Grimmel, Dr. med. M./Jung, Prof. Dr. E.G., »Sonne und Solarium – Genuß ohne Reue«, Verlag Trias

Kime, Dr. Zane R., »Sonnenlicht und Gesundheit«, Waldthausen Verlag

Liberman, Dr. Jacob, »Die heilende Kraft des Lichts«, Scherz Verlag Ratgeber

Maes, Wolfgang: »Streß durch Strom und Strahlung«, Institut für Baubiologie IBN, Neubeuren

Magyarosy, Marusha: »Wie Sie die Energie der Sonne in Ihren Körper holen«, Fit fürs Leben-Magazin 1/1994, S.34

Popp, Fritz-Albert, »Die Botschaft unserer Nahrung«, Verlag Fischer alternativ

Thor-Wiedemann, Dr. med. Sabine, »Licht gibt Leben«, Knaur Verlag

Varga, Dr. Ing. András, »Elektrosmog«, Varga Eigenverlag für wissenschaftliche Dokumentation über Elektrosmog

Verbraucherzentrale Niedersachsen e.V., »Wir reden vom Elektrosmog«

Zulley, Jürgen/Wirz-Justice Anna (Hrsg.): »Lichttherapie«, Verlag Roderer Regensburg

fit fürs Leben Verlag

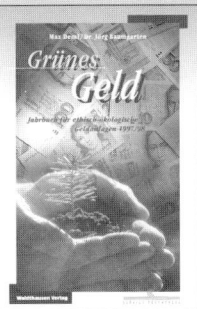

In Vertriebsgemeinschaft mit dem Waldthausen Verlag

Vor 10 Jahren war das Thema der ökologischen Geldanlage nur wenigen Umweltbewegten ein Begriff, doch inzwischen ist daraus ein Milliardenmarkt geworden. Zu fast jedem Geldanlageprodukt gibt es heutzutage eine »grüne« Alternative: Ökosparbücher, Umweltaktien, Öko-Lebensversicherungen etc. Immer mehr Menschen möchten sichergehen, daß sie mit ihren Ersparnissen keine Atomkraftwerke oder Rüstungsgüter finanzieren. *Max Deml*, seit 1991 Chefredakteur des Informationsdienstes ÖKO-INVEST, und *Dr. Jörg Baumgarten* geben in ihrem Anlage-Ratgeber auf über 300 Seiten einen aktuellen und umfassenden Überblick über nahezu alle Öko-Investment-Möglichkeiten. Ein ausführlicher Serviceteil erleichtert es, eine maßgeschneiderte Anlage-Lösung für jeden Geldbeutel zu finden.

320 Seiten, kartoniert ISBN 3-89526-017-7

Mit Schwung und Elan das Leben meistern ist ein vielgehegter Wunsch. Durch Krankheit oder Erschöpfung kann die Lebenskraft jedoch entscheidend geschwächt sein. Wie man sich mit Algen einen »Energieschub aus dem Meer« verschaffen kann, schildert *Dr. med. Karel Probst* auf eindrucksvolle Weise. Denn Meeresalgen können für unsere Gesundheit Erstaunliches leisten: Kein anderes Naturprodukt enthält so viele Mineralien, Spurenelemente, Aminosäuren und Vitamine wie Algen aus dem Meer. Weit über 80 verschiedene Elemente sind nachweisbar. Der in der Alge enthaltene Pflanzenstoff Algin ist darüber hinaus in der Lage, ca. 30% des Eigengewichts an Schwermetallen, wie zum Beispiel Amalgam, zu binden und über den Darm auszuscheiden.

128 Seiten, kartoniert ISBN 3-89526-015-0

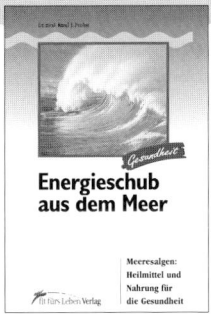

Die Suche nach neuen natürlichen Wirkstoffen führte in den 80er Jahren zu detaillierten Untersuchungen der Zitrusfrüchte. Eine der interessantesten Entdeckungen ergab sich beim Grapefruitkern-Extrakt. Neben seiner einzigartigen Wirkung gegen Pilze, Viren und Bakterien fördert er die körpereigenen Abwehrkräfte. Das außergewöhnlich breite Wirkungsspektrum des Grapefruitkern–Extraktes gegen zahlreiche Mikroorganismen läßt erwarten, daß sich seine Anwendungsbereiche als natürliches Antibiotikum und Antimykotikum in den nächsten Jahren enorm erweitern werden. Das Buch von *Dr. Candan Aypar* stellt die wichtigsten Einsatzbereiche des Grapefruitkern–Extraktes übersichtlich dar. Zahlreiche Anwendungsbeispiele und Ratschläge unterstützen Heilpraktiker, Ärzte, Kosmetiker und Physiotherapeuten in der Praxis.

100 Seiten, kartoniert ISBN 3-89526-014-2

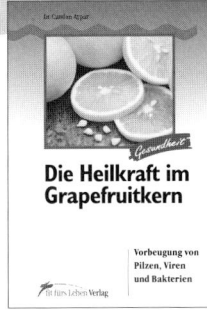

Im Buchhandel erhältlich. Fordern Sie unser Gesamtverzeichnis an:
Stendorfer Straße 3 · 27718 Ritterhude · Tel. 04292 - 816344 · Fax 04292 - 816329

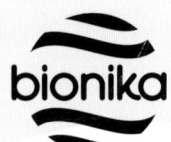
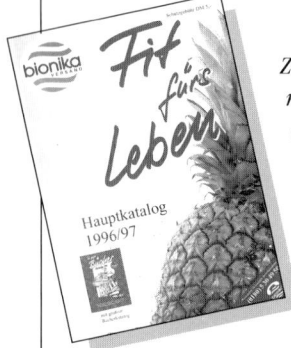
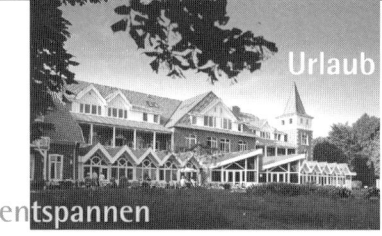